Practical Guide Series in Cancer Nursing

日本がん看護学会企画編集委員会
小松浩子・梅田 恵・神田清子・森 文子・矢ヶ崎 香

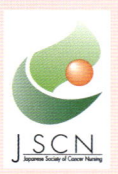

がん看護実践ガイド

病態・治療をふまえた
がん患者の排便ケア

監修 一般社団法人 日本がん看護学会

編集 松原康美 北里大学看護学部准教授/北里大学病院看護部，
がん看護専門看護師，皮膚・排泄ケア認定看護師

JSCN
Japanese Society of Cancer Nursing

医学書院

《がん看護実践ガイド》
病態・治療をふまえた がん患者の排便ケア

発　行	2016年6月15日　第1版第1刷Ⓒ
監　修	一般社団法人 日本がん看護学会
編　集	松原康美 <small>まつばらやすみ</small>
発行者	株式会社　医学書院 代表取締役　金原　優 〒113-8719　東京都文京区本郷1-28-23 電話　03-3817-5600(社内案内)
印刷・製本	三美印刷

本書の複製権・翻訳権・上映権・譲渡権・公衆送信権(送信可能化権を含む)は株式会社医学書院が保有します.

ISBN978-4-260-02777-9

本書を無断で複製する行為(複写,スキャン,デジタルデータ化など)は,「私的使用のための複製」など著作権法上の限られた例外を除き禁じられています.大学,病院,診療所,企業などにおいて,業務上使用する目的(診療,研究活動を含む)で上記の行為を行うことは,その使用範囲が内部的であっても,私的使用には該当せず,違法です.また私的使用に該当する場合であっても,代行業者等の第三者に依頼して上記の行為を行うことは違法となります.

JCOPY 〈出版者著作権管理機構　委託出版物〉

本書の無断複製は著作権法上での例外を除き禁じられています.複製される場合は,そのつど事前に,出版者著作権管理機構(電話 03-3513-6969,FAX 03-3513-6979,info@jcopy.or.jp)の許諾を得てください.

● 執筆者一覧（執筆順）

内藤正規	北里大学医学部外科学診療講師
渡邊昌彦	北里大学医学部外科学教授
松原康美	北里大学看護学部准教授/北里大学病院看護部，がん看護専門看護師，皮膚・排泄ケア認定看護師
中村隆俊	北里大学医学部外科学講師
田墨惠子	大阪大学医学部附属病院看護部，がん看護専門看護師
小澤桂子	NTT東日本関東病院看護部，がん看護専門看護師
橋口周子	兵庫県立がんセンター看護部，がん看護専門看護師
長谷川久巳	虎の門病院看護部次長，がん看護専門看護師
森岡直子	静岡県立静岡がんセンター看護部，皮膚・排泄ケア認定看護師
土田敏恵	兵庫医療大学大学院看護学研究科教授
渡邉光子	関西労災病院リソースナースセンター，皮膚・排泄ケア認定看護師
杉本はるみ	愛媛大学医学部附属病院看護部/総合診療サポートセンター，皮膚・排泄ケア認定看護師，特定看護師
山田尚子	日本大学医学部附属板橋病院看護部，皮膚・排泄ケア認定看護師
工藤礼子	国立がん研究センター中央病院看護部，皮膚・排泄ケア認定看護師
三富陽子	京都大学医学部附属病院看護部管理室看護師長，Wound, Ostomy and Continence Nurse
安藤嘉子	大阪赤十字病院看護部看護師長，皮膚・排泄ケア認定看護師
伊勢田明子	北里大学東病院トータルサポートセンター，ソーシャルワーカー
積　美保子	JCHO東京山手メディカルセンター看護部副看護師長，皮膚・排泄ケア認定看護師
江頭文江	地域栄養ケアPEACH厚木，管理栄養士
高木良重	福西会病院看護部，がん看護専門看護師，皮膚・排泄ケア認定看護師
豊原敏光	福西会病院副院長，大腸肛門病センター長

● 日本がん看護学会企画編集委員会

小松浩子	慶應義塾大学看護医療学部教授
梅田　恵	昭和大学大学院保健医療学研究科教授
神田清子	群馬大学大学院保健学研究科教授
森　文子	国立がん研究センター中央病院看護部副看護部長
矢ヶ崎香	慶應義塾大学看護医療学部准教授

がん看護実践ガイドシリーズ
続刊にあたって

《がん看護実践ガイド》シリーズは，日本がん看護学会が学会事業の1つとして位置づけ，理事を中心メンバーとする企画編集委員会のもとに発刊するものです．
　このシリーズを発刊する目的は，本学会の使命でもある「がん看護に関する研究，教育及び実践の発展と向上に努め，もって人々の健康と福祉に貢献すること」をめざし，看護専門職のがん看護実践の向上に資するテキストブックを提供することにあります．

　がん医療は高度化・複雑化が加速しています．新たな治療法開発は治癒・延命の可能性を拡げると同時に，多彩な副作用対策の必要性をも増しています．そのため，がん患者は，多様で複雑な選択肢を自身で決め，治療を継続しつつ，多彩な副作用対策や再発・二次がん予防に必要な自己管理に長期間取り組まなければなりません．
　がん看護の目的は，患者ががんの診断を受けてからがんとともに生き続けていく全過程を，その人にとって意味のある生き方や日常の充実した生活につながるように支えていくことにあります．近年，がん治療が外来通院や短期入院治療に移行していくなかで，安全・安心が保証された治療環境を整え，患者の自己管理への主体的な取り組みを促進するケアが求められています．また，がん患者が遺伝子診断・検査に基づく個別化したがん治療に対する最新の知見を理解し，自身の価値観や意向を反映した，納得のいく意思決定ができるように支援していくことも重要な役割となっています．さらには，苦痛や苦悩を和らげる緩和ケアを，がんと診断されたときから，いつでも，どこでも受けられるように，多様なリソースの動員や専門職者間の連携・協働により促進していかなければなりません．
　がん看護に対するこのような責務を果たすために，本シリーズでは，治療別や治療過程に沿ったこれまでのがん看護の枠を超えて，臨床実践で優先して取り組むべき課題を取り上げ，その課題に対する看護実践を系統的かつ効果的な実践アプローチとしてまとめることをめざしました．

　このたび，本シリーズの続刊として，『病態・治療をふまえた がん患者の排便ケア』をまとめました．排便は，人にとって最も羞恥心を伴う生理現象であり，生活行動の1つといえます．がんの病態や治療，その他さまざまな要因により，下痢，便秘，便失禁といった排便障害に悩む患者は少なくありません．排便の状態のみならず，スキントラブル，肛門部の痛み，脱水など，二次的な障害が生じる場合もあります．したがって，患者が1人で問題を抱え込まないよう，治療初期から，心身の支援を細やかな配慮のもとで行う必要があります．
　本書は，"病態と治療を踏まえた根拠に基づく排便ケア"ならびに"患者の尊厳と生活

を支える排便ケア"をめざす1冊です．排便障害に関する基礎的知識を概説したうえで，がん治療を継続するために欠かせないケアの実際，二次的な障害のケア，外来診療の増加をふまえた療養生活の支援などを骨子に構成されています．また，排便ケアの具体的な方法を，イラストや写真でわかりやすく解説しています．治療や生活環境が変化した際，基本的なケアを基盤に自宅や多様な環境でどのように排便ケアを実施するかについても言及しています．

　《がん看護実践ガイド》シリーズは，読者とともに作り上げていくべきものです．シリーズとして取り上げるべき実践課題，本書を実践に活用した成果や課題など，忌憚のない意見をお聞かせいただけるよう願っています．

　最後に，日本がん看護学会監修による《がん看護実践ガイド》シリーズを医学書院のご協力のもとに発刊できますことを心より感謝申し上げます．本学会では，医学書院のご協力を得て，これまでに『がん看護コアカリキュラム』(2007年)，『がん化学療法・バイオセラピー看護実践ガイドライン』(2009年)，『がん看護PEPリソース―患者アウトカムを高めるケアのエビデンス』(2013年)の3冊を学会翻訳の書籍として発刊して参りました．がん看護に対する重要性をご理解賜り，がん医療の発展にともに寄与いただいておりますことに重ねて感謝申し上げます．

2016年5月
　　　　　　　　　　　　一般社団法人日本がん看護学会理事長・企画編集委員会委員長
　　　　　　　　　　　　　　　　　　　　　　　　　　　　　　　　　　　小松浩子

序

　排泄は，人が生きていくうえで欠かせない機能です．特に排便は，日常生活と密接に関連し，排便障害をきたした場合は，身体的・精神的・社会的な負担となりQOLに影響することもあります．それゆえ看護師は排便行為の介助にとどまらず，個々に見合った排便コントロールを行い，快適な日常生活が送れるように支援することが重要です．

　がん患者は治療や病態の悪化に伴い，便秘，下痢，便失禁といった排便の障害をきたすことがあります．これらの多くは，慢性的な経過をたどり，生命に直接にかかわることが少ないため，対処が遅れがちになってしまうこともあります．「最近，便が出ていない」「おなかが張って食欲がない」と医療者に訴える患者もいれば，「便秘くらい大したことない」「そのうち出るだろう」と思い，医療者に伝えず様子を見ている患者もいるかもしれません．

　個人差はありますが，排便障害は腹痛，悪心・嘔吐，腹部膨満感，食欲不振，肛門痛，脱水などの症状を伴い，二次的な障害が出現して日常生活に影響を及ぼします．また治療の継続が困難になることもあります．さらに排便にかかわることは，人の尊厳，ボディイメージの変容，羞恥心や対人関係にも影響を及ぼすことから，できるだけ早期に介入する必要があります．

　がん患者の排便障害は，発生要因が明らかで改善が可能なこともあれば，複数の要因が関連しすべてを回避することが難しいこともあります．たとえば，緩和ケアを受けている患者が便秘になった場合，オピオイド系鎮痛薬，制吐薬，ADL低下，食事や水分摂取量の低下，環境の変化などさまざまな要因が考えられます．

　本書は，治療・病態をふまえ，生活を支える"がん患者の排便ケア"に焦点をあてました．第1章では，看護師ががん患者の排便ケアにかかわるうえで必要な基礎知識として，排便のメカニズム，排便障害の原因とアセスメントについて概説しています．つづく第2章と第3章では，実臨床で遭遇する機会が多い治療や病態に伴う排便障害とそのケアについて説明しています．治療では主に化学療法と放射線治療，病態では播種性病変がある場合，オピオイド系鎮痛薬使用時，下血時の排便ケアについて取り上げました．さらに第4章と第5章では，下痢・便失禁に伴うスキントラブルのケアと消化管ストーマ造設患者のケアについてふれ，観察，アセスメント，具体的なケア方法を中心に記載しています．最後の第6章の療養生活の支援では，排便障害専門外来，栄養管理，チーム医療の実際を紹介しています．

　どの項目も排便ケアにかかわる専門職がわかりやすく解説していますので，関心があること，日常のケアで困っていること，改めて確認したいことがあれば，該当する項目

から読み始めても理解しやすい構成にしました．本書は，入院，外来，在宅において幅広く活用していただけると思います．

　がん患者の排便ケアを行う際は，専門的な視点から多面的にアセスメントし，つらくない生活を送れるよう積極的に介入する必要があります．がん患者の排便ケアを実践するうえで本書を参考にしていただければ幸いです．

2016年5月

編集　松原康美

目次

第 1 章 がん患者の排便ケアに必要な基礎知識 —— 1

1 排便のメカニズムとその障害 [内藤 正規, 渡邊 昌彦] —— 2
1. 消化管の役割・運動 —— 2
2. 大腸についての理解を深める —— 3
3. 排便のしくみ —— 4
4. 便秘 —— 5
5. 下痢 —— 5

2 排便障害の原因とアセスメント [松原 康美] —— 7
1. 排便障害の定義と原因 —— 7
2. 排便障害のアセスメントの進め方 —— 11

3 排便障害に関するアセスメントツール [松原 康美] —— 17
1. CTCAE ver4.0-JCOG —— 17
2. ブリストル便形状スケール —— 19
3. 日本語版 CAS —— 20
4. Wexner Score —— 21
5. Rome III —— 21
6. King's Stool Chart —— 22
7. 排便障害評価尺度 ver. 2 —— 23

4 排便障害の治療 [中村 隆俊] —— 25
1. がん患者の便秘 —— 25
2. がん患者の下痢 —— 26
3. がんの手術 —— 27
4. 腸閉塞に対する治療 —— 27
5. 直腸がん手術 —— 28
6. 結腸人工肛門 —— 29
7. 小腸(回腸)人工肛門：一時的な人工肛門造設 —— 29

第 2 章　がん治療における排便ケア ― 31

1　化学療法における排便ケア：下痢 ［田墨 惠子］ ― 32

1. 定義と病態 ― 32
2. アセスメント ― 34
3. 治療方法 ― 37
4. セルフケア支援 ― 39
5. 排泄物と曝露対策 ― 39

2　化学療法における排便ケア：便秘 ［小澤 桂子］ ― 41

1. 便秘を起こしやすい薬剤と発生頻度 ― 41
2. アセスメント ― 43
3. 治療・対処方法 ― 44
4. 看護のポイント ― 46
5. セルフケア支援 ― 47

3　放射線治療における排便ケア ［橋口 周子］ ― 50

1. 下痢を起こしやすい照射部位・方法 ― 50
2. 放射線性腸炎とは ― 50
3. 発症時期と症状 ― 50
4. 観察とアセスメント ― 51
5. 治療・対処方法 ― 52
6. 看護のポイント ― 54
7. セルフケア支援 ― 54
8. 二次的障害（皮膚障害，痛みなど）の予防と対処 ― 54

第 3 章　進行がんに伴う排便ケア ―― 57

1　播種性病変がある場合の便通対策と症状緩和 [内藤 正規, 渡邊 昌彦] ―― 58
1. 腹膜播種について ―― 58
2. 腹膜播種による症状 ―― 59
3. 消化管閉塞に対する治療 ―― 60
4. 腹水に対する治療 ―― 62
5. 便通対策 ―― 62

2　オピオイド系鎮痛薬使用中の便通対策 [長谷川 久巳] ―― 64
1. オピオイドによる便秘の機序 ―― 64
2. 便秘対策に用いられる薬剤の種類・特徴・使用方法 ―― 64
3. 観察とアセスメント ―― 69
4. 日常生活の支援 ―― 70
5. 二次的障害（悪心，食欲不振など）への対処 ―― 70

3　下血の原因とケア [森岡 直子] ―― 73
1. 一般的な下血とその対応 ―― 73
2. 進行がん患者における下血 ―― 75

第 4 章　下痢・便失禁に伴うスキントラブルのケア ―― 81

1　スキントラブルの観察とアセスメント [土田 敏恵] ―― 82
1. 下痢・便失禁の原因アセスメントと観察 ―― 82
2. 失禁関連皮膚炎（IAD）の発生機序 ―― 84

2　スキントラブル発生時のケア [渡邊 光子] ―― 89
1. 予防ケア ―― 89
2. スキントラブル時のケア ―― 90

3 瘻孔がある場合のスキンケア ［杉本 はるみ］— 100

1. 瘻孔の種類と発生要因 — 100
2. 下痢・便失禁を伴う瘻孔の種類と患者が抱える苦痛 — 100
3. 下痢・便失禁を伴う瘻孔発生時のスキンケア — 102
4. 排泄物の性状・量をアセスメントした排泄ケア用品の選択 — 105
5. 症状緩和を目的としたストーマ造設 — 105

第5章 消化管ストーマ造設患者のケア — 109

1 術前のケア ［松原 康美］— 110

1. 術前ケアの目標 — 111
2. 情報提供と相談 — 111
3. マーキング — 113

2 術後入院中のケア ［山田 尚子］— 118

1. 消化管ストーマの分類 — 118
2. 消化管ストーマ造設の対象と術式 — 119
3. セルフケア確立に向けての支援 — 120

3 日常生活における情報提供 ［工藤 礼子］— 124

1. 日常生活における留意点 — 124
2. ストーマ外来 — 130
3. 患者会 — 130
4. ストーマサバイバーへの支援 — 131

4 ストーマ閉鎖術前後のケア ［三富 陽子］— 133

1. 増加するcovering stoma(diverting stoma)造設 — 133
2. 術前のストーマ部観察とケア — 134
3. 排便障害が起こりやすいケース — 135
4. 骨盤底筋体操 — 136

5 緩和ストーマを造設する患者のケア ［安藤 嘉子］—— 140

1 緩和ストーマとは —— 140
2 周術期のアプローチ —— 143
3 退院後の療養生活支援 —— 145

6 ストーマ造設に関する社会保障制度 ［伊勢田 明子］—— 148

1 身体障害者手帳 —— 148
2 障害年金について —— 150
3 傷病手当金 —— 150
4 税金の医療費控除 —— 151
5 介護保険や障害者総合支援法による介護サービス —— 151
6 相談窓口 —— 152

第6章　療養生活の支援 —— 153

1 排便障害専門外来の実際 ［積 美保子］—— 154

1 排便障害専門外来受診時の流れ —— 155
2 外来での実際 —— 155
3 排便障害治療におけるWOCNの役割 —— 159

2 下痢・便秘時の栄養管理 ［江頭 文江］—— 161

1 良好な排便コントロールの条件 —— 161
2 下痢のときの栄養管理 —— 163
3 便秘のときの栄養管理 —— 164
4 経管栄養管理 —— 165
5 栄養補助食品の利用 —— 167

3 排便ケアにおけるチーム医療の実際 [高木 良重, 豊原 敏光] —— 168

1 チーム医療（チームアプローチ）の必要性 —— 168
2 排便障害をもつがん患者に対する看護師の役割 —— 170
3 入院・外来・在宅におけるシームレスなケア —— 170
4 がん患者の排便障害へのチームアプローチの実際 —— 171

索引 —— 174

Column

下痢と便失禁の疫学 —— 83
便失禁によるQOLへの影響 —— 87
粉状皮膚保護剤含有軟膏を用いたスキンケア —— 103
ウイルス性疣贅に注意 —— 105
日本オストミー協会の歴史と今後の課題 —— 131
わが国における緩和ストーマ研究の動向 —— 141
当院の排便障害専門外来延べ受診者数の動向 —— 154
排便ケアを行う際の医師の視点 —— 169

ブックデザイン：小口翔平 + 喜來詩織（tobufune）

イラストレーション：西田ヒロコ，シママスミ

第 1 章

がん患者の排便ケアに必要な基礎知識

1 排便のメカニズムとその障害

がん患者の排便障害を理解するためには，消化・吸収のしくみや排便のメカニズムを知る必要がある．

本項では，消化管全体のしくみや排便機能，日常生活において支障をきたす可能性がある便通異常について述べる．

1 消化管の役割・運動

消化管は口から肛門までつながる1本の管で，その全長は約10mに及ぶ．消化管の役割は，食物を消化して身体に必要なものを吸収し，不要なものを排泄することにあり，それぞれの部位で消化・吸収されるものが異なる．

消化・吸収

口から入った食物は，食道を通って胃に送られ粥状になる．胃から十二指腸に送られた食物は，肝臓から分泌される胆汁酸，膵臓から分泌される膵液，小腸粘膜から分泌される消化酵素の作用によって，タンパク質・脂肪・糖質の三大栄養素に分解される．こうして消化された栄養素や水分の約90%が小腸の粘膜から体内に吸収される．特に，十二指腸から空腸においてほぼすべての水分や三大栄養素，電解質，ビタミンが吸収され，終末回腸でビタミンB_{12}と胆汁酸が吸収される．大腸では，小腸で吸収されなかった食物の消化・吸収を行うほか，残りの水分や電解質の吸収を行い，これらのカスを便として排泄する．

小腸・大腸の運動

消化管の運動に重要な役割を果たす平滑筋からなる固有筋層は，基本的に内輪，外縦の2層構造である．粘膜下にはマイスナー神経叢が，筋層間にはアウエルバッハ神経叢があり，それぞれ腺分泌と消化管運動を調整している．消化管の運動には，蠕動運動，分節運動，振子運動がある．食物の運搬は主に蠕動運動が，消化管内容の混和は主に分節運動が担っている．

2 大腸についての理解を深める

大腸の区分

　大腸は回腸に続く消化管の最終部であり，小腸よりも太く全長 1.5～2 m ほどの臓器である．大腸の始まりは右下腹部で，そこから時計回りに腹部を一周しており，大腸は盲腸・上行結腸・横行結腸・下行結腸・S 状結腸・直腸 S 状部・上部直腸・下部直腸の 8 領域に区分される（図 1-1）．それぞれの境界は，盲腸と上行結腸の間が回盲弁の上唇，上行結腸と横行結腸の間が右結腸曲，横行結腸と下行結腸の間が左結腸曲，下行結腸と S 状結腸の間がほぼ腸骨稜の高さ，S 状結腸と直腸 S 状部の間が岬角の高さ，直腸 S 状部と上部直腸の間が第 2 仙椎下縁の高さ，上部直腸と下部直腸の間が腹膜反転部とされる．

　小腸と大腸の間には回盲弁があり，内容物が大腸に入ると逆流しないようになっている．結腸は大腸で最も長い部分で，数か所の強い屈曲部がある．上行結腸と下行結腸は後腹膜に固定されているが，横行結腸と S 状結腸は固定されていないため自由な状態になっている．

大腸の血管系とがんの転移経路

　大腸は発生学的に盲腸から横行結腸の肝彎曲側 2/3 が中腸由来，横行結腸の脾彎曲側 1/3 から直腸が後腸由来であるため，それぞれの動脈血流は上腸間膜動脈系と下腸

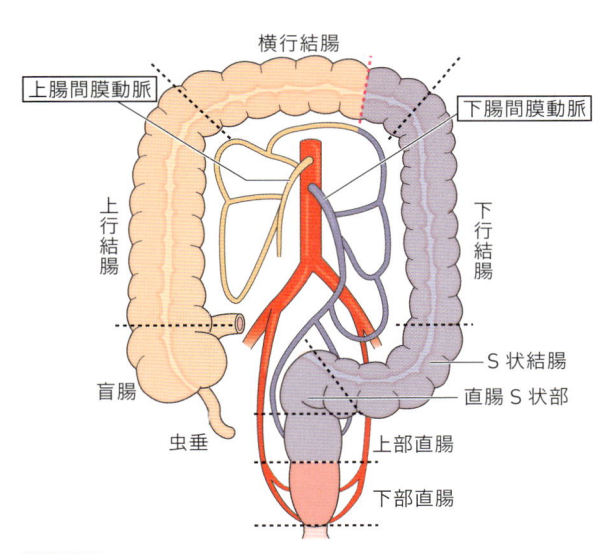

図 1-1　大腸の区分と動脈支配
・大腸は，盲腸・上行結腸・横行結腸・下行結腸・S 状結腸・直腸 S 状部・上部直腸・下部直腸の 8 領域に区分される．
・動脈血流は，盲腸から横行結腸の肝彎曲側 2/3 が上腸間膜動脈系，横行結腸の脾彎曲側 1/3 から直腸が下腸間膜動脈系となる．

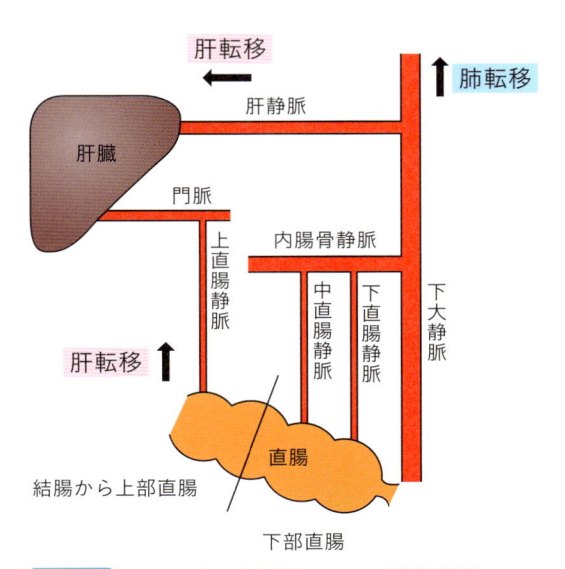

図 1-2　大腸の静脈還流とがんの転移経路
・回腸から上部直腸までが上腸間膜静脈および下腸間膜静脈を介して門脈から下大静脈に還流する→結腸がんと上部直腸がんでは肝転移が多い．
・下部直腸は内腸骨静脈を介して下大静脈に直接還流する→下部直腸がんでは肺転移が多い．

排便のメカニズムとその障害　3

間膜動脈系に分かれる(**図 1-1**). 一方, 静脈血流は回腸から上部直腸までが上腸間膜静脈および下腸間膜静脈を介して門脈から下大静脈に還流し, 下部直腸は内腸骨静脈を介して下大静脈に直接還流する(**図 1-2**). これにより, 結腸がんと上部直腸がんでは肝転移が多く, 下部直腸がんでは肺転移が多い.

直腸のリザーバー機能

大腸の内容物は, 蠕動運動と分節運動により収縮と弛緩を繰り返して内容物を混和しながら肛門に向かい進む. 直腸には便を排泄されるまで貯めておくリザーバー機能があるため, がんなどにより直腸切除したあとはリザーバー機能が消失し頻便が生じる.

3 排便のしくみ

口に入った食物が消化管を通過して肛門より便として排泄されるまでには, 約 24～72 時間を要する. 口から食道までを数秒で通過後, 胃で 3～6 時間停滞し, 約 1～2 時間で小腸を通過して大腸に到達する. その後, 約 12～24 時間後には下行結腸まで送られ, S 状結腸にいったん留まる. そして胃に内容物が入った刺激が胃結腸反射によって大腸に伝わり, 蠕動運動が起こり S 状結腸の便が直腸に下りていく. 直腸に便が入ると, 直腸の壁が伸展した刺激が大脳に伝わり便意が生じる(排便反射). このタイミングでいきむと, 肛門括約筋が弛緩して便が排出される(**図 1-3**). 肛門の周囲は 2 種類の肛門括約筋がとり囲んでおり, 不随意筋である内肛門括約筋と随意筋である外肛門括約筋が協調して排便をコントロールしている(**図 1-4**).

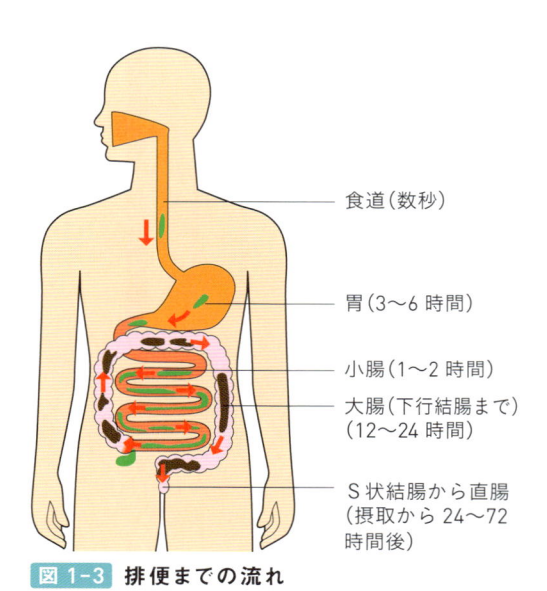

図 1-3 排便までの流れ
口に入った食物が消化管を通過して肛門より便として排泄されるまでには, 約 24～72 時間を要する.

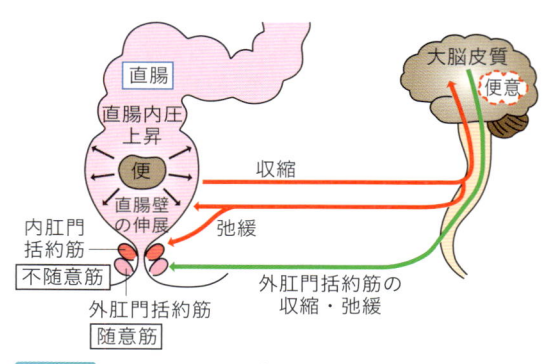

図 1-4 排便のメカニズム
直腸壁が伸展した刺激が大脳に伝わり便意が生じる. すると, 反射的に内肛門括約筋(不随意筋)の弛緩が引き起こされる. 排便が始まると, 陰部神経により外肛門括約筋(随意筋)の弛緩が引き起こされる.

4 便秘

「便秘」は医学的には「3日以上排便がない場合」や「1日の排便量が35g以下のとき」とされている．便秘に悩む人の数は，女性が男性の2倍以上といわれている．

便秘のメカニズムとして，ストレスなどによって大腸が過度に緊張してけいれんし便が通過できない，腸の運動が弱まり便の移動する速度が落ちる，腸内の水分吸収量が増加する，排便反射が弱いといった要因がある．これらの要因が単独，または相互作用することで便秘を引き起こす．

便秘は，器質性便秘と機能性便秘に分かれる．

■器質性便秘
腫瘍や炎症などにより腸に狭窄が生じて便が通過しにくくなるために起こる．

■機能性便秘
大腸に異常がないのに便をうまく運べないために起こり，原因としては朝食を摂らない，食物繊維の摂取が足りない，便意をがまんするなどがある．

腸に異常や障害がない機能性便秘は，直腸性便秘・弛緩性便秘・けいれん性便秘に分けられる．

○直腸性便秘
便意が起こってもがまんしたりすることで排便反射が起こりにくくなり便秘となってしまうもので，習慣性便秘ともよばれる．最も多いタイプであり，太くて硬い便が特徴である．

○弛緩性便秘
大腸の動きが弱くなり便をうまく送り出せないために起こる．高齢者や女性に多くみられ，便の移動速度が遅いため水分が吸収されすぎて硬い便となる．

○けいれん性便秘
ストレスなどによって大腸が過度に緊張して，便が通過できないために起こる．便は硬くコロコロしており，過敏性腸症候群でみられる便秘が典型例である．

5 下痢

便に含まれる水分が80％以上になると軟便となり，90％以上になると下痢便となる．

大腸の水分を吸収するはたらきが弱くなり便の水分が多くなることや，蠕動運動が活発すぎて大腸内で便の移動速度が速くなり十分な水分が吸収できないことが原因となる．

下痢の原因は細菌やウイルス感染などがあり多彩だが，長引く場合は過敏性腸症候群や潰瘍性大腸炎，大腸がんなどが潜んでいる可能性がある（大腸がんはある程度大きくなると，狭窄をきたして便が通りにくくなる．一方，便を進めようとする腸の動きも活発になるため下痢を起こす．このため，便秘と下痢を繰り返すようになり，がんからの出血により下血や血便を伴うこともある）．

下痢には，急性下痢と慢性下痢がある。

■**急性下痢**

　腹痛とともに急激に発症する．原因としては，消化不良や細菌やウイルス感染，食物アレルギーなどがある．長くても1～2週間で一過性に治癒する．

　抗がん剤による急性下痢は投与直後から24時間以内に起こる．

■**慢性下痢**

　下痢が長引いて2週間から1か月以上も続くものをいう．原因として最近最も多いのが，過敏性腸症候群である．がん患者の場合は，治療や病状などさまざまな要因によって下痢が持続する．慢性下痢に伴って発熱や血便，体重減少がみられる場合は，潰瘍性大腸炎やクローン病が疑われる．クローン病は潰瘍性大腸炎に比べて血便は少ないが，痔瘻などの肛門病変を伴うことがある．

　　便通異常は見逃しがちであるが，重篤な疾患が隠されている可能性がある．また，軽い症状であっても患者のQOL低下や精神的苦痛をきたすこともある．便通異常を見逃さないためには，排便のメカニズムや消化管の機能を十分に理解することが重要である．

参 考 文 献

1) 大腸癌研究会編：大腸癌取扱い規約，第8版．金原出版，2013．
2) 医療情報科学研究所編．病気がみえる　消化管・腹膜疾患・肝・胆・膵疾患．メディックメディア，2001．

（内藤　正規，渡邊　昌彦）

2 排便障害の原因とアセスメント

　排便障害は，外科的治療，化学療法，放射線治療などのがん治療，緩和ケアを受けている患者のいずれにも生じ，痛みや倦怠感などと並び，比較的頻度の高い症状である．それは，単に「便が出ない」「便が出にくい」「便が漏れる」といった現象だけではなく，腹痛，悪心・嘔吐，腹部膨満感，食欲不振，肛門痛などを伴い，患者にとってはつらい症状の1つである．また排泄にかかわることは，人の尊厳，ボディイメージの変容，羞恥心や対人関係にも影響を及ぼすことから，早期に介入することが大切である．

　本項では，がん患者における排便障害のうち，①便秘，②下痢，③便失禁に焦点をあて，その原因とアセスメントの進め方について述べる．

1 排便障害の定義と原因

1 便秘

■定義

　腸管内容の排出が不定期で頻度が減少，または困難な状態と定義される[1]（→ p.18，表1-8）．つまり，数日間便が出ないというだけではなく，便回数の減少，便の量が少ない，便の排出が不定期になることなども含まれる．たとえば，健康なときに毎日，朝食後に排便があった人が「3日間排便がない」「便が硬くてごくわずかしか出ない」という場合にも便秘といえる．

　がんになる以前に便秘を体験したことがある患者も多く「便秘くらい大したことはない」「少しがまんすれば，そのうち出るだろう」と思い込んだり，羞恥心から医療者に相談しないケースもある．しかし便秘はQOLの低下につながり[2]，放置すると腸閉塞や腸穿孔に至ることもあるので軽視してはならない．

■原因（表1-1）

　がん患者の便秘の原因は，複数の要因が関連する．特にオピオイド系鎮痛薬による副作用，がんの進行，加齢が関連していることが多い．

○オピオイド系鎮痛薬の使用

　オピオイド系鎮痛薬を使用しているがん患者の87%に便秘があると報告されている[3]．また，ホスピスに入所しているがん患者の40～64%に便秘が認められ，彼らはオピオイド系鎮痛薬を使用していたという報告もある[4]．オピオイド系鎮痛薬は，高い確率で便秘が生じるため，予防的に下剤が併用されるが，オピオイドの増量や種類の変

表 1-1　がん患者の便秘の原因

分類	原因(例)
本質的な要因	・加齢 ・水分・食事摂取量の低下 ・活動性の低下 ・不規則な生活(偏った食事，睡眠不足など)
器質的な異常	・腸管の狭窄・閉塞・浮腫 ・骨盤内腫瘍 ・術後合併症 ・がん性腹膜炎 ・腹水貯留
代謝の異常	・高カリウム血症 ・高カルシウム血症 ・高血糖 ・脱水 ・甲状腺機能亢進症 ・副甲状腺機能亢進症
神経障害	・脊髄神経の圧迫 ・仙髄神経への浸潤 ・脳腫瘍 ・抗がん剤
薬剤	・オピオイド系鎮痛薬(モルヒネ，オキシコンチン) ・抗がん剤(パクリタキセル(タキソール®)，ビンクリスチン硫酸塩(オンコビン®)) ・制吐薬(プロクロルペラジン(ノバミン®)，グラニセトロン塩酸塩(カイトリル®)) ・抗うつ薬(アミトリプチリン塩酸塩(トリプタノール)，イミプラミン塩酸塩(トフラニール®)) ・抗てんかん薬(フェニトイン(アレビアチン®)，カルバマゼピン(テグレトール®)) ・消化性潰瘍治療薬(ブチルスコポラミン臭化物(ブスコパン®)，スクラルファート水和物(アルサルミン®)，乾燥水酸化アルミニウムゲル(アルミゲル®)) ・止痢薬(ロペラミド塩酸塩(ロペミン®)) ・抗コリン作動薬(抗ヒスタミン薬，スコポラミン) ・制酸薬(アルミニウム化合物，カルシウム化合物)
環境・精神的要因	・環境の変化 ・不安や緊張などの精神的ストレス

更，悪心・嘔吐による水分や食事摂取量の減少，活動性の低下などにより，便秘に傾く場合がある．

○ **がんの進行に伴う器質的な変化**

がん性腹膜炎による腸管圧迫や浮腫，腸管のがん増大や浸潤による狭窄・閉塞，腹水貯留などでも便秘をきたす．

○ **加齢やがん以外の疾患**

加齢やがん以外の疾患によっても便秘の発生リスクが高まる．国民生活基礎調査(平成25年度)[5]によると，75歳以上の便秘の有訴者率は，人口千人あたり男性では111.8，女性では111.7であり，男女ともに約1割を占めている．高齢者の便秘の原因として，身体機能の低下，腸管運動の低下，活動性低下，肛門直腸感受性の低下に加え，糖尿

病，脳神経系疾患，慢性腎不全など便秘の原因になりうる疾患に罹患しやすいことが関係していると考えられている．

2 下痢

■定義

頻回で水様の排便と定義される[1]（→ p.18，**表 1-8**）．下痢が持続すると，倦怠感，脱力感，気力の低下，肛門部の痛み，肛門周囲皮膚炎を伴うことがある．また「食べると下痢になるから」と理由づけて，食事や水分を控えたり，食事の内容が偏ると，栄養状態が低下することもある．

下痢は，急性に発症あるいは持続すると，多量の水・電解質を喪失し，脱水・腎機能低下につながる可能性があるため，原因アセスメントと並行して輸液療法を考慮する必要がある．

■原因（表 1-2）

病態生理から浸透圧性下痢，分泌性下痢，腸管粘膜障害性下痢，腸管運動異常性下痢の4つに分類される[6]．特にがん患者の場合は，がん治療によるものが多い．

○がん薬物療法

抗がん剤，分子標的治療薬，抗菌薬，非ステロイド性消炎鎮痛薬，カリウム製剤などが原因となる．免疫力が低下している状態で抗菌薬を長期に使用すると，抗菌薬関連腸炎をきたすことがある．

○がん放射線治療

照射野が下腹部で腸管にかかる場合に下痢をきたしやすい．腸管粘膜は細胞分裂が活発なため，放射線照射によるダメージを受けやすい．

表 1-2 下痢の分類と原因

分類	原因（例）
浸透圧性下痢	・塩類下剤 ・腸管切除術後 ・バイパス術後
分泌性下痢	・病原微生物による腸管感染 ・広範囲の結腸切除術後 ・膵頭十二指腸切除術後 ・大腸刺激性下剤
腸管粘膜障害性下痢	・薬剤性腸炎（抗菌薬，抗がん剤等） ・感染性腸炎 ・放射線性腸炎 ・腸管浮腫
腸管運動異常性下痢	・甲状腺機能亢進 ・過敏性腸症候群 ・糖尿病

排便障害の原因とアセスメント　9

○ **がんの外科的治療**

消化管のバイパス術後，広範囲の結腸または小腸切除術後，膵頭十二指腸切除術後，胃全摘術後などに下痢が生じやすい．

○ **その他**

がんの進行に伴う腸管の浮腫や炎症，経腸栄養剤，食事内容によっても生じる．

3 便失禁

■ 定義

直腸からの便の漏れを制御できない状態と定義される[1]（→ p.18, **表 1-8**）．便はにおいを伴うため，たとえおむつを着用していても「他人に気づかれないか」「便が漏れて服を汚してしまうのではないか」と患者は不安や羞恥心を抱いていることがある．

また，おむつやパッドの着用による不快感，痛み，瘙痒，失禁関連皮膚炎（→ p.84）を伴うことがある．さらに排便を自身で制御できなくなることは，自尊心の低下，ボディイメージの変容につながり，QOL 低下の要因となり得る．便失禁は，改善に時間を要したり，改善が困難な場合もある．

■ 原因（表 1-3）

便失禁は，その発生機序から**表 1-3** に分類される．がん患者では，手術，肛門付近へのがん浸潤，脊髄神経への浸潤などによるものが多い．

○ **手術，肛門付近へのがん浸潤**

低位前方切除術は，腸管吻合部が肛門に近いほど，直腸肛門機能への影響が大きく術

表 1-3 便失禁の発生機序からみた分類と原因

発生機序	原因（例）
肛門括約筋の損傷	・術後合併症 ・出産
肛門括約筋の収縮機能低下	・肛門付近へのがん浸潤・転移 ・脊髄神経へのがん浸潤 ・脊髄疾患 ・加齢 ・筋弛緩薬
直腸肛門の知覚低下	・脊髄神経へのがん浸潤・転移 ・意識低下 ・認知低下 ・下半身麻痺
直腸の過敏性反応	・低位前方切除術後 ・過敏性腸症候群
直腸内の便塊	・直腸がんによる腸管狭窄 ・宿便
直腸の器質的異常	・直腸がん ・直腸の重積 ・直腸脱

後に頻回な排便，残便感，便意促迫（便意をがまんできない），ガスとの鑑別困難，soiling（便が下着に付着）の症状をきたす．

○ 宿便，脊髄神経へのがん浸潤・転移

直腸内に多量の便塊が長時間滞る宿便，脊髄神経へのがん浸潤・転移により下半身麻痺となり直腸肛門の知覚が喪失した場合も便失禁をきたす．

○ その他

出産歴，加齢，がん以外の疾患は，便失禁の発生リスクを高める．

2 排便障害のアセスメントの進め方

排便障害は，日常生活に影響を及ぼすことから，できる限り早期に介入し，原因をアセスメントするとともに，日常生活における問題点と対策を患者とともに考えていく必要がある．

排便障害のアセスメントは，患者自身が感じていることだけではなく，本人が気づいていない，あるいは気にしていない症状も把握する必要がある．主観的な所見と客観的な所見を組み合わせ，問診，観察，検査から総合的にアセスメントする必要がある．

1 問診（表1-4）

まず患者が困っていることや悩んでいることをじっくり聴くことが大切である．そのうえで経過，症状，日常生活への影響，がん治療との関連などを聴取する．その際，プライバシーに配慮した場所と十分な時間を確保することが重要である．多くの患者が行き来する外来待合室での問診は，羞恥心を伴い話しにくい．

患者に面談する前に質問紙を渡して記入してもらうのも1つの方法だが，それだけに終わらず，できるだけ患者と個別に面談して話を聴く必要がある．一方的な質問ではなく患者との会話のなかから問題点や解決の糸口がみつかることもある．

たとえば，卵巣がんで化学療法を受けている患者が「この抗がん剤治療を受けた後は，いつも便秘になる」と言い，便秘は抗がん剤の副作用であると思い込んでいた．しかし治療内容，日常生活，便秘以外の症状から，便秘は抗がん剤の副作用ではなく，投与前に使用される制吐薬，投与後の食欲不振や倦怠感，活動性の低下から生じていたというケースもある．

2 観察（表1-5）

排便障害に関するフィジカルアセスメントとして，排便行動，排便状況，排便時の随伴症状，肛門および肛門周囲の状態，排便に関する認知・知覚の観察が必要である．

通常，便意を感じてから排便するまでのプロセスは，便意を感じる➡がまんする➡トイレに行く➡衣服・下着を脱ぐ➡便座に腰掛ける➡息を止め，横隔膜を下げ，腹圧がかかる（いきむ）➡排便する，である（図1-5）．このプロセスのなかで困難なことはないかを観察する．

たとえば，呼吸困難感や腹水貯留があり，便座に腰掛けて前かがみになる排便姿勢を

表 1-4 排便障害に関する問診内容

項目	主な内容
主訴	・困っていること ・自覚症状 ・希望
経過	・いつ頃から,どのような症状がみられたか ・症状出現のきっかけ ・これまでの対処方法
既往歴	・糖尿病 ・慢性腎不全 ・脳神経系疾患 ・認知症 ・消化器疾患 ・泌尿器科疾患 ・婦人科疾患
使用中の薬剤	・排便障害の原因となる薬剤 ・下剤の種類と量(浣腸・坐薬を含む) ・止痢薬
がん治療	・手術 ・放射線治療 ・化学療法
食事・水分	・食事の時間・回数・量 ・食事の内容 ・水分摂取量
日常生活動作	・身体障害の有無 ・麻痺・知覚障害の有無 ・睡眠
思考・習慣	・スケジュール(仕事の内容,家事など) ・運動習慣 ・特別な食品・飲料・サプリメントの摂取 ・喫煙・飲酒
精神面	・精神的ストレス ・抑うつ ・不安・心配
環境面	・居住環境 ・家族・介護の状況
社会経済面	・就労の有無 ・活用している社会資源 ・ケアマネジャー介入の有無

表 1-5 排便状態の観察

項目	主な内容
排便状況	● 便の性状と量(色,硬さ,太さ,形状) ● 1日の排便回数・時間 ● 排便に要する時間 ● 便意の有無(常時,切迫感) ● 便漏れの有無(便意を伴わない,がまんできない,気づかないうちに) ● 排便姿勢(坐位,臥位) ● 排便時のいきみ
排便時の随伴症状	● 便秘:腹部膨満感,肛門痛,排便困難感,残便感,排便後出血,悪心・嘔吐など ● 下痢:肛門部痛,腹痛,下血,悪心・嘔吐など ● 便失禁:残便感,肛門部痛,下血など
肛門および肛門周囲の状態	● 失禁関連皮膚炎 ● 肛門括約筋の弛緩 ● がんの浸潤・自壊 ● 麻痺・知覚の低下

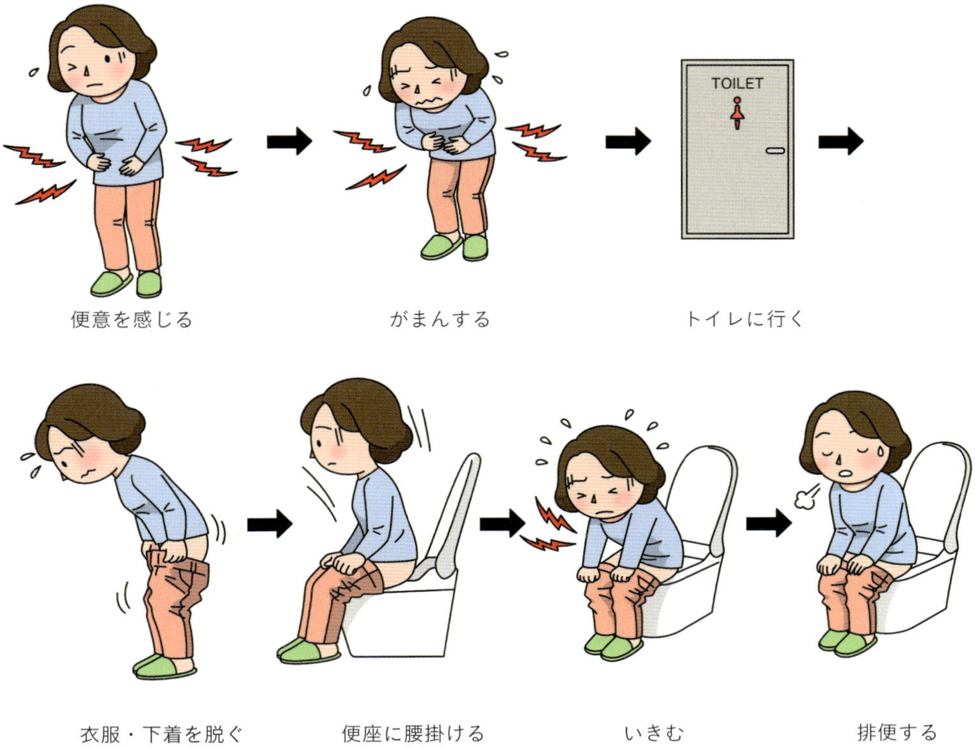

便意を感じる → がまんする → トイレに行く

衣服・下着を脱ぐ → 便座に腰掛ける → いきむ → 排便する

図 1-5 便意を感じてから排便するまでのプロセス

排便障害の原因とアセスメント

排便日誌

お名前：＿＿＿＿＿＿＿＿＿＿＿

ブリストル便形状スケール

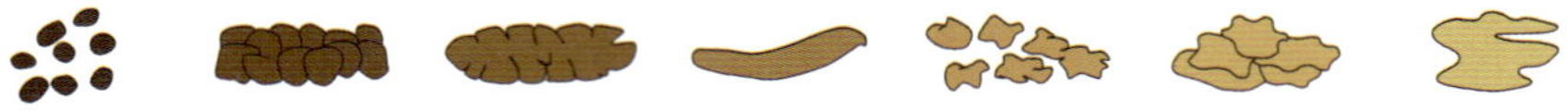

	コロコロ便	硬い便	やや硬い便	普通便	やや軟らかい便	泥状便	水様便
	1	2	3	4	5	6	7

月／日	時間	便形状	量	備考
2／7	9：30	6	少	ガスとともに排便あり，トイレに間に合わず失禁
	12：30	7	少	知らないうちにパッドに便付着（便意なし）

図 1-6　排便日誌（記載例）

とることが困難で排便時にいきめないことが，便秘の引き金になっていることがある．

　初回の問診で排便状況，排便時の随伴症状を聴いた後，排便日誌（図1-6）を渡し患者に説明して毎日記入してもらう．患者自身が記入できない場合は，家族や看護師が記入する．これは排便障害の治療や介入の評価にも役立つ．

　肛門および肛門周囲の観察により，腫瘍自壊，瘻孔形成（直腸腟瘻，膀胱直腸瘻，皮膚瘻）などが明らかになる場合もある．多床室（入院），処置室（外来）での観察は，説明する際の言葉やにおいなどにも配慮する．

表 1-6 排便障害に対する主な検査

- 腹部 X 線検査
- 便潜血検査
- 便培養検査
- 腹部超音波検査
- 腹部 CT 検査
- MRI 検査
- 大腸内視鏡検査
- 注腸造影検査
- 直腸肛門内圧検査
- 血液検査
- 腹部の聴診，打診，触診
- 肛門部の視診，触診，直腸診

3 検査（表 1-6）

排便障害の検査は，原因となる器質性疾患の診断，機能性疾患の補助的診断のために行われる．必ずしもすべての検査が行われるとは限らないが，苦痛や不安を伴うこともあるので，事前に検査の目的・方法・前処置・検査後の注意事項などを十分に説明する必要がある．

4 問題の明確化と目標の共有

問診，観察，検査の結果から排便障害の原因と考えられることをアセスメントする．ただし，がん患者の場合，原因は 1 つではなく，いくつかの要因が複合していることが多い．それゆえ，すぐに原因が明らかにできないこともあれば，原因が明らかになってもすべてを取り除くことが困難なこともある．また治療内容の変更，経過により変化しうる．

それゆえ，排便障害のアセスメントは，医学的な要因のみならず，「いま，患者がどのようなことに困っているのか」「日常生活にどのような影響を及ぼしているのか」を含めて考え，排便障害による問題を明らかにしていく．

「正常な排便状態を取り戻したい」と願う患者もいるかもしれない．しかし，病状によっては元の状態に戻ることが困難な場合もある．どのような場合でも，排便障害に伴う問題を患者とともに考え，現状に見合った目標を共有し，心理面を含めた継続的な支援が重要である．

> がん患者の排便障害は，がん治療や症状緩和に使用する薬剤，がんの進行・病状の悪化に関連した，複合的な要因から生じることが多い．慢性的な経過をたどり，直接生命にかかわることは少ないが，患者にとっては，つらい症状の 1 つであり，ボディイメージの変化，QOL 低下につながる．
>
> 排便障害のアセスメントにおいて強調することは，医学的な原因検索にとどまらず，患者の日常生活や心理的負担を考慮した全人的なアセスメントを行い，ケア計画につなげていくことである．

引用文献

1) 日本臨床腫瘍グループ：有害事象共通用語規準 v4.0 日本語訳 JCOG（略称：CTCAE v4.0-JCOG）［CTCAE v4.03/MedDRA v12.0（日本語表記：MedDRA/J v16.0）対応-2013年4月9日］http://www.jcog.jp/doctor/tool/CTCAEv4J_20130409.pdf(2016年5月15日アクセス)
2) McMillan SC, Small BJ：Symptom distress and quality of life in patients with cancer newly admitted to hospice homecare. Oncology Nursing Forum 29(10)：1421-1428, 2002.
3) Wirz S, Klaschik E：Management of constipation in palliative care patients undergoing opioid therapy：is polyethylene glycol an option? Ameican Journal of Hospice and Palliative Care22(5)：375-381, 2005.
4) McMillan SC：Presence and severity of constipation in hospice patients with advanced cancer. American Journal of Hospice and Palliative Care 19(6)：426-430, 2002.
5) 厚生労働省：平成25年国民生活基礎調査の概要．http://www.mhlw.go.jp/file/05-Shingikai-10601000-Daijinkanboukouseikagakuka-Kouseikagakuka/SIRYOU6-1.pdf(2016年5月15日アクセス)
6) 有賀元, 大和滋：排便機能障害・下痢. 穴澤貞夫, 後藤百万, 髙尾良彦ほか（編）：排泄リハビリテーション理論と臨床. pp.81-84, 中山書店, 2013.

（松原　康美）

3 排便障害に関するアセスメントツール

　排便障害は，がん治療の経過中に生じることもあれば，がんの進行および症状緩和のための薬剤などによって生じる場合もある．症状の程度によっては，治療の継続が困難になるだけではなく，脱水や腸閉塞に移行し重症化することもある．また頻回な排便，残便感，便意促迫（便意をがまんできない），ガスとの識別困難，soiling（便が下着に付着）などの症状は，患者にとって身体的および精神的な苦痛となり，日常生活に影響を及ぼす．そのため，的確なアセスメントをし，できるだけ早期に介入することが重要である．

　排便障害に関するアセスメントツールは多数存在するが，本項では，多職種で共有するための客観的な指標として，排便障害に関する主な評価ツールを紹介する（表1-7）．

1 CTCAE ver4.0-JCOG（表1-8）

■開発経緯

　Common Terminology Criteria for Adverse Events（CTCAE）version 4.0 日本語版 JCOG（有害事象共通用語規準 v4.0 日本語訳 JCOG 版；CTCAE ver4.0-JCOG）は，2009年5月に米国国立がん研究所（National Cancer Institute：NCI）のがん治療評価プログラム（Cancer Therapy Evaluation Program：CTEP）が公表したオリジナル CTCAE v4.0 の日本語訳 JCOG 版である[1]．

表1-7　排便障害に関する主な評価指標

排便障害の種類	主な評価指標
便秘	・CTCAE ver4.0-JCOG※ ・日本語版 CAS ・RomeⅢによる機能性便秘の診断基準
下痢	・CTCAE ver4.0-JCOG※
便失禁	・CTCAE ver4.0-JCOG※ ・Wexner score
便形状	・ブリストル便形状スケール
便の性状と量	・King's Stool Chart
直腸がん低位前方切除後の排便障害	・排便障害評価尺度 ver.2

※：有害事象共通用語規準 v4.0 日本語訳 JCOG 版

表 1-8 有害事象共通用語規準 v4.0 日本語訳 JCOG 版（CTCAE ver4.0-JCOG）
（一部抜粋引用）

CTCAE v4.0 Term 日本語	Grade 1	Grade 2	Grade 3	Grade 4	Grade 5	CTCAE v4.0 AE Term Definition 日本語【注釈】
便秘	不定期または間欠的な症状；便軟化剤/緩下剤/食事の工夫/浣腸を不定期に使用	緩下剤または浣腸の定期的使用を要する持続的症状；身の回り以外の日常生活動作の制限	摘便を要する頑固な便秘；身の回りの日常生活動作の制限	生命を脅かす；緊急処置を要する	死亡	腸管内容の排出が不定期で頻度が減少，または困難な状態
下痢	ベースラインと比べて<4回/日の排便回数増加；ベースラインと比べて人工肛門からの排泄量が軽度に増加	ベースラインと比べて4-6回/日の排便回数増加；ベースラインと比べて人工肛門からの排泄量が中等度増加	ベースラインと比べて7回以上/日の排便回数増加；便失禁；入院を要する；ベースラインと比べて人工肛門からの排泄量が高度に増加；身の回りの日常生活動作の制限	生命を脅かす；緊急処置を要する	死亡	頻回で水様の排便
便失禁	時にパッドの使用が必要	毎日パッドの使用が必要	高度の症状がある；待機的外科的処置を要する	―	―	直腸からの便の漏れを制御できない状態

〔日本臨床腫瘍グループ：有害事象共通用語規準 v4.0 日本語訳 JCOG（略称：CTCAE v4.0-JCOG）［CTCAE v4.03/MedDRA v12.0（日本語表記：MedDRA/J v16.0）対応-2013 年 4 月 9 日］より〕

■内容

CTCAE ver4.0-JCOG は，有害事象の定義と状態別の Grade が記載されている．一覧表は JCOG ホームページ（http://www.jcog.jp）から Excel ファイルでダウンロードできる．

○便秘

腸管内容の排出が不定期で頻度が減少，または困難な状態と定義され，5 つの Grade に分類される．

○下痢

頻回で水様の排便と定義され，5 つの Grade に分類される．特に Grade1 から 3 は，ベースラインと比べた便排泄回数の増加および人工肛門からの便排泄量の増加が記載されている．

○便失禁

　直腸からの便の漏れを制御できない状態と定義され，3つのGradeに分類され，最も重度であるGrade 3は「高度の症状がある；待機的外科的処置を要する」と記載されている．

2 ブリストル便形状スケール（図1-7）

■開発経緯

　ブリストル便形状スケール（Bristol Stool Scale）[2]は，1990年にイギリスのブリストル大学の医師らが考案したものである．便形状は，食物が身体を通過する時間と関係があるのではないかという研究のもとで開発された．

■内容

　便形状は，タイプ1（コロコロ便）からタイプ7（水様便）までの7つに分類され，消化管通過時間との相関が示されている．

- タイプ1，2：消化管に停滞する時間が長く「便秘」
- タイプ3，4，5：「正常」
- タイプ6，7：消化管に留まる時間が短く「下痢」とされる．

　便形状を図と説明文で視覚的に示したスケールであり，疾患を特定することがないので臨床で広く活用されている．

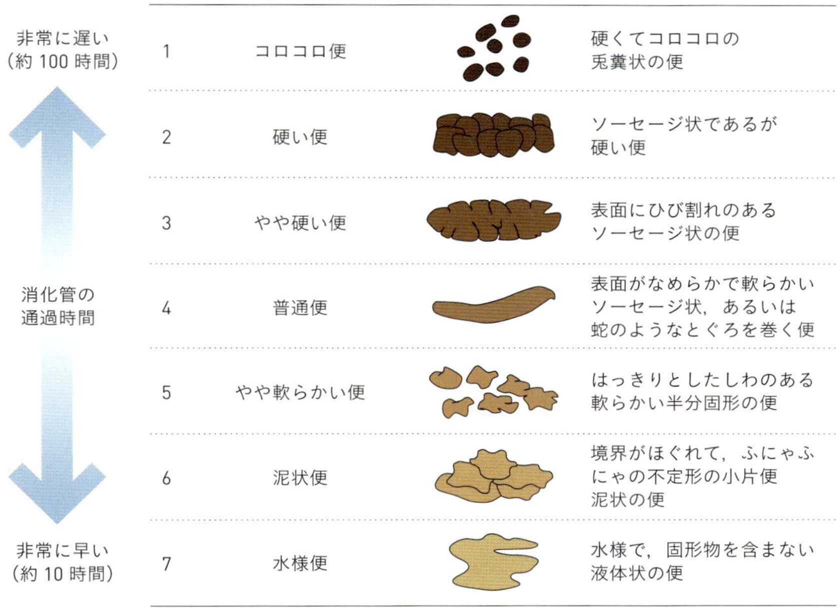

消化管の通過時間			
非常に遅い（約100時間）	1	コロコロ便	硬くてコロコロの兎糞状の便
	2	硬い便	ソーセージ状であるが硬い便
	3	やや硬い便	表面にひび割れのあるソーセージ状の便
	4	普通便	表面がなめらかで軟らかいソーセージ状，あるいは蛇のようなとぐろを巻く便
	5	やや軟らかい便	はっきりとしたしわのある軟らかい半分固形の便
	6	泥状便	境界がほぐれて，ふにゃふにゃの不定形の小片便，泥状の便
非常に早い（約10時間）	7	水様便	水様で，固形物を含まない液体状の便

図1-7 ブリストル便形状スケール
〔神山剛一：ブリストルスケールによる便の性状分類．排泄ケアナビ：消化・吸収のメカニズム．http://www.carenavi.jp/jissen/ben_care/shouka/shouka_03.html（2016年5月15日アクセス）より〕

3 日本語版 CAS（表1-9）

■開発経緯

便秘評価尺度（Constipation Assessment Scale，以下 CAS）は，1989年にモルヒネの副作用による便秘患者のケアを目的として看護師の McMillan と Williams が開発したもので，自覚的な便秘症状について評価する尺度である[3]．1995年に深井らが CAS を一部改変し，日本語版便秘評価尺度（The Japanese version of the Constipation Assessment Scale，以下日本語版 CAS）を作成し，その信頼性と妥当性を検証した[4,5]．

■内容

日本語版 CAS は，便秘の自覚症状の有無を問うもので8項目からなり，各項目を0～2点で評価し，総スコアは0～16点で，点数が高いほど便秘傾向があると判断される．ただし，患者の主観的評価のため，コミュニケーションに障害がある場合は不向きである．

表1-9 日本語版 CAS の質問項目

質問項目	三者択一の選択肢 ST版	三者択一の選択肢 MT版, LT版
1. お腹がはった感じ，ふくれた感じ	・ない ・少しある ・とてもある	・ない ・ときどきある ・いつもある
2. 排ガス量	・ふつうまたは多い ・少ない ・とても少ない	・ふつうまたは多い ・ときどき少ない ・いつも少ない
3. 便の回数	・ふつうまたは多い ・少ない ・とても少ない	・ふつうまたは多い ・少ない ・とても少ない
4. 直腸に内容が充満している感じ	・全然ない ・少しある ・とてもある	・全然ない ・ときどきある ・いつもある
5. 排便時の肛門の痛み	・全然ない ・少しある ・とてもある	・全然ない ・ときどきある ・いつもある
6. 便の量	・ふつうまたは多い ・少ない ・とても少ない	・ふつうまたは多い ・少ない ・とても少ない
7. 便の排泄状態	・らくに出る ・少し出にくい ・とても出にくい	・らくに出る ・ときどき出にくい ・いつも出にくい
8. 下痢または水様便	・ない ・少しある ・とてもある	・ない ・ときどきある ・いつもある

三者択一の選択肢のうち，上段：0点，中段：1点，下段：2点

〔深井喜代子，塚原貴子，人見裕江：日本語版便秘評価尺度を用いた高齢者の便秘評価．看護研究 28(3)：209-216, 1995 より〕

日本語版 CAS には，評価期間が当日または過去数日間（short term：ST 版），過去 1 週間（middle term：MT 版），過去 1 か月間（long term：LT 版）の 3 パターンの質問紙がある．

4 Wexner Score（表 1-10）

■開発経緯
Wexner Score は，1993 年に医師 Jorge と Wexner によって開発された便失禁の評価尺度で，日本語にも翻訳されている．

■内容
5 項目（固形，液状，ガス，パッドの使用，日常生活の変化）を各 0〜4 点で採点し，総スコアは 0〜20 点となる．0 点は便失禁なし，20 点は完全な便失禁で，高得点ほど便失禁の傾向があると評価される[6]．肛門機能温存直腸切除術の排便機能評価の際に使用されることが多い．

5 RomeⅢ（表 1-11）

■内容
RomeⅢ による機能性便秘の診断基準[7-9]は，国際的に提唱されている（機能性便秘については→p.5）．この基準は，診断時の症状が少なくとも 6 か月以上前から出現し，最近 3 か月間は続いていることとされる．一過性の症状とは区別されているため，長期的な便秘症状の経過を評価するのに適している．

■注意事項
ただし，同様の機能性便秘である過敏性腸症候群（慢性的に便秘と下痢などの便通異常と，腹痛や腹部不快感などの腹部症状を呈し，明らかな器質的疾患が認められない症候群）は除外する必要がある．

表 1-10 Wexner score

失禁のタイプ	頻度				
	ない	めったにない 1回/月未満	ときどき 1回/週未満 1回/月以上	いつも 1回/日未満 1回/週以上	常に 1回/日以上
固形	0	1	2	3	4
液状	0	1	2	3	4
ガス	0	1	2	3	4
パッドの使用	0	1	2	3	4
日常生活の変化	0	1	2	3	4

〔Jorge JM, Wexner SD：Etiology and management of fecal incontinence. Diseases of the Colon & Rectum 36(1)：77-97, 1993 より〕

表1-11 RomeⅢによる機能性便秘の診断基準

1. 次のうち2つ以上を含む
    a. 怒責が排便時の少なくとも25％
    b. 硬便が排便時の少なくとも25％
    c. 残便感が排便時の少なくとも25％
    d. 直腸肛門の閉塞感が排便時の少なくとも25％
    e. 用指的補助が排便時の少なくとも25％（摘便，骨盤底の支持）
    f. 1週間に排便が3回以下
2. 下剤を服用しないと軟便(下痢)は稀である
3. 過敏性腸症候群の診断基準を満たさない

＊診断の少なくとも6か月前から少なくとも3か月間でこの基準を満たす
〔高尾良彦：Q99 排便状態のアセスメントはどういうふうに記録するとよいの？．前田耕太郎（編）：ナーシングケアQ＆A No.14 徹底ガイド排便ケアQ＆A，pp.210-211，総合医学社，2006より〕

		便の重さ		
		(1)100g未満	(2)100～200g	(3)200g以上
便の形状	(A)硬く有形 ・硬くしっかりとした質感 ・一定の形を保つ ・バナナ状 　葉巻タバコ状 　大理石状	A1 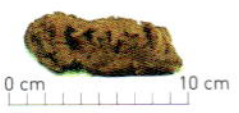	A2 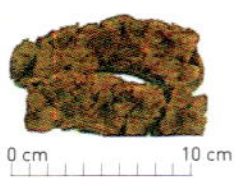	A3 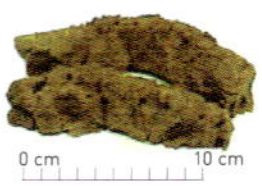
	(B)軟らかく有形 ・一般的な形を保つ ・ピーナッツバター状	B1 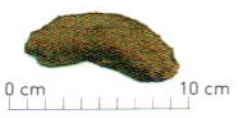	B2 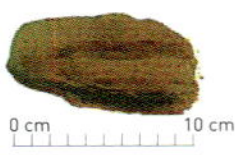	B3 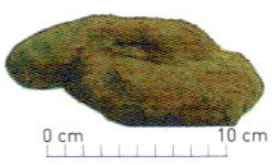
	(C)ゆるく無形 ・それ自体の形がない ・容易に拡がる ・粥状 　濃厚なミルクセーキ状	C1 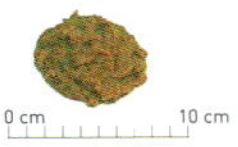	C2 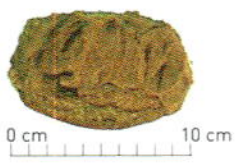	C3 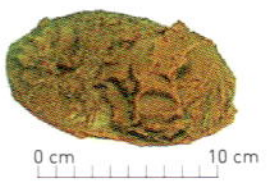
	(D)液状 ・流れやすい ・水様	D1 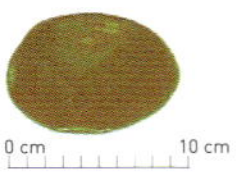	D2 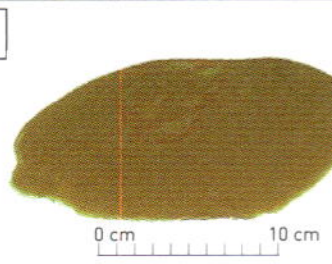	D3 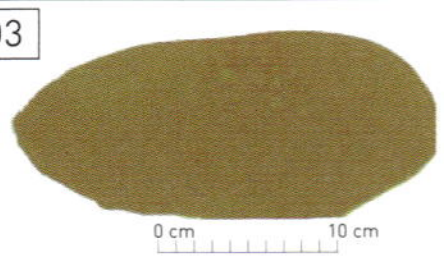

図1-8 King's Stool Chart

〔King's College London：Stool chart, 2001. http://www.kcl.ac.uk/lsm/research/divisions/dns/projects/stoolchart/index.aspx（2016年5月15日アクセス）より〕

6 King's Stool Chart（図1-8）

■開発経緯

King's Stool Chart[10]は，2001年にイギリスのキングス大学の研究者によって開発され，便の性状と量を視覚的に示した評価表である．

■内容

便の性状は4段階〔(A)硬く有形，(B)軟らかく有形，(C)ゆるく無形，(D)液状〕，便

の量は3段階〔(1)100g未満，(2)100〜200g，(3)200g以上〕の組み合わせで，合計12とおりに分類される．

7 排便障害評価尺度 ver. 2（表1-12）

■開発経緯

排便障害評価尺度 ver. 2[11]は，2010年にわが国で開発された，直腸がん低位前方切除後の排便障害を評価する尺度である．

表1-12 排便障害評価尺度 ver. 2

最近の平均的な排便状況について，お答え下さい．（　）の中には適した数値をそれ以外は最もあてはまる数字に○をつけて下さい．

1. 排便のために1日何回トイレへ通いますか（行って出ない時も含めて）	1日に（　　　）回行く
2. 便が出やすい時間帯や排便のリズムがわかりますか	わかる 1 ─ まあまあわかる 2 ─ 少しわかる 3 ─ あまりわからない 4 ─ まったくわからない 5
3. 便意がありトイレに行くけれども，便が出ないことはありますか	まったくない 1 ─ あまりない 2 ─ 少しある 3 ─ まあまあある 4 ─ いつもある 5
4. 排便直後，排便したのに便が残っている感覚（残便感）はありますか	まったくない 1 ─ あまりない 2 ─ 少しある 3 ─ まあまあある 4 ─ いつもある 5
5. 排便したのに便が残っている感覚（残便感）は，1日中ありますか	まったくない 1 ─ あまりない 2 ─ 少しある 3 ─ まあまあある 4 ─ いつもある 5
6. 便の太さはどれくらいのことが多いですか	バナナくらい 1 ─ 2 ─ 親指くらい 3 ─ 4 ─ 鉛筆くらい 5
7. 就寝した後，排便のために寝床から起きてトイレへ行くことはありますか	まったくない 1 ─ あまりない 2 ─ 少しある 3 ─ まあまあある 4 ─ 毎日ある 5
8. 肛門周囲の皮膚に痛みを感じることはありますか	まったくない 1 ─ あまりない 2 ─ 少しある 3 ─ まあまあある 4 ─ いつもある 5
9. 便が出るのかガスが出るのか，その区別はできますか	いつもできる 1 ─ まあまあできる 2 ─ 少しできる 3 ─ あまりできない 4 ─ まったくできない 5
10. 便意を感じた時，我慢することはできますか	いつもできる 1 ─ まあまあできる 2 ─ 少しできる 3 ─ あまりできない 4 ─ まったくできない 5
11. うっかり，おなら（ガス）が出てしまうことはありますか	まったくない 1 ─ あまりない 2 ─ 少しある 3 ─ まあまあある 4 ─ いつもある 5
12. 下着に便が付着していることはありますか	まったくない 1 ─ あまりない 2 ─ 少しある 3 ─ まあまあある 4 ─ いつもある 5

各項目○をつけた点数を加算（12〜60点）
設問1：1-2回は1，3-4回は2，5-6回は3，7-8回は4，9回以上は5
下位尺度「便の保持と排泄」：設問1, 6, 7, 8, 9, 10, 11, 12（8〜40点）
下位尺度「つきまとう便意」：設問2, 3, 4, 5（4〜20点）
〔佐藤正美：直腸がん前方切除術後の排便障害を評価する「排便障害評価尺度 ver. 2」の開発．日本ストーマ・排泄リハビリテーション学会誌 26(3)：37-48, 2010〕

■ 内容

2つの下位尺度「便の保持と排泄」ならびに「つきまとう便意」で構成される全12項目5段階リッカート型スケール（12～60点）で信頼性と妥当性は確認されている[11]．この尺度には，直腸がんの低位前方切除術後に特徴的な症状である，soiling（便が下着に付着）の項目が含まれている．

> 腹部膨満感や残便感，便漏れなどは外見的にはわかりにくいが，患者にとっての心理的な負担は，はかりしれないほど大きい．個別的な悩みや相談を聴きながら，数値化できるアセスメントツールを有効に活用し，がん患者のQOL維持・向上につなげていくことが重要である．
> アセスメントツールは，排便障害の出現時だけでなく，その経過，治療やケア介入の評価においても有用であり，実臨床に見合ったものを活用するとよい．

引用文献

1) 日本臨床腫瘍グループ：有害事象共通用語規準v4.0日本語訳JCOG（略称：CTCAE v4.0-JCOG）［CTCAE v4.03/MedDRA v12.0（日本語表記：MedDRA/J v16.0）対応-2013年4月9日］http://www.jcog.jp/doctor/tool/CTCAEv4J_20130409.pdf（2016年5月15日アクセス）
2) 神山剛一：ブリストルスケールによる便の性状分類．排泄ケアナビ：消化・吸収のメカニズム．http://www.carenavi.jp/jissen/ben_care/shouka/shouka_03.html（2016年5月15日アクセス）
3) McMillan SC, Williams FA：Validity and reliability of the Constipation Assessment Scale. Cancer Nursing 12(3)：183-188, 1989.
4) 深井喜代子，塚原貴子，人見裕江：日本語版便秘評価尺度を用いた高齢者の便秘評価．看護研究 28(3)：209-216, 1995
5) 深井喜代子，杉田明子，田中美穂：日本語版便秘評価尺度の検討．看護研究 28(3)：201-208, 1995.
6) Jorge JM, Wexner SD：Etiology and management of fecal incontinence. Diseases of the Colon & Rectum 36(1)：77-97, 1993.
7) 髙尾良彦：Q99 排便状態のアセスメントはどういうふうに記録するとよいの？ 前田耕太郎（編）：ナーシングケアQ & A No.14徹底ガイド排便ケアQ & A．pp.210-211，総合医学社，2006.
8) Drossman DA, et al：ROMEⅢ, The functional gastrointestinal disorders. 3rd ed. RomeⅢ Committees, 2006
9) 山名哲郎：便秘―排便困難．穴澤貞夫ほか（編）：排泄リハビリテーション理論と臨床．pp.77-81，中山書店，2009.
10) King's College London：Stool chart, 2001. http://www.kcl.ac.uk/lsm/research/divisions/dns/projects/stoolchart/index.aspx（2016年5月15日アクセス）
11) 佐藤正美：直腸がん前方切除術後の排便障害を評価する「排便障害評価尺度ver. 2」の開発．日本ストーマ・排泄リハビリテーション学会誌 26(3)：37-48, 2010

（松原　康美）

4 排便障害の治療

　がん患者の排便障害は高頻度に認められQOLを著しく低下させる．そのため，さまざまながんが引き起こす症状や治療の要因が排便機能に影響することを十分に配慮し治療方針を決定することが重要である．本項は，がん患者の排便障害としての便秘，下痢および直腸がん術後の排便障害とその治療に関して概説する．

1 がん患者の便秘

　がん患者の便秘は，排便困難，肛門痛，残便感，腹部膨満感などの症状を認め，随伴する症状として悪心・嘔吐，食欲不振，頭痛などがある．悪心は便秘により腸液が停滞するために発現し嘔吐を伴う場合がある[1]．時には排尿困難，尿失禁，せん妄などが誘因となり，腸閉塞による症状と類似するため，症状のみでは鑑別が困難である．また，便意が切迫しているにもかかわらず排便が認められない場合は，下部大腸の閉塞，宿便の陥頓などが示唆される．宿便は便塊の直腸や結腸における停滞であり，不完全な排便による糞便の蓄積が原因である．

　がん患者の便秘の頻度は，23〜65％であり，終末期がん患者は他の疾患の終末期患者に比べて便秘の頻度が高い（がん患者の便秘の原因→p.7）．

1 オピオイドに伴う便秘（第3章2「オピオイド系鎮痛薬使用中の便通対策」→p.64）

　緩和ケアを受けているがん患者でオピオイド鎮痛薬が投与されると，便秘の頻度は83〜87％に上昇する．緩和ケアを受けている患者の40％で経直腸的に定期的に下剤が投与されている[2]．便秘はQOLを低下させるので，オピオイドを内服している患者は便通を改善させるために投与薬剤の減量や中止，薬剤の変更などを行う．オピオイド鎮痛薬（モルヒネなど）は，術後の疼痛やがん性疼痛に対して使用し疼痛除去の作用を有すると同時に，腸管蠕動を抑制し腸液の分泌を減少させる作用がある[3]．そのため，服用回数や服用量が増えることにより硬便となり，それが便秘につながる．

■予防策
　積極的に下剤を同時に処方することが重要である．

2 抗がん剤に伴う便秘（第2章2「化学療法における排便ケア：便秘→p.41」）

　抗がん剤は，消化管の運動を調節する自律神経やホルモンに影響を与える．そのため排便を促す腸管の蠕動運動が起こりにくくなり，便秘になる．また，副作用によって起

こる悪心を抑制する制吐薬や抗がん剤治療に対する精神的ストレスなども便秘の原因となる．がん患者の場合は複数の要因が長期にわたり便秘に影響しやすいことに配慮する．

■治療

便秘の治療薬は，便を軟化させる薬剤である浸透圧性下剤と蠕動を刺激する薬剤である大腸刺激性下剤の2つに大別される．

浸透圧性下剤として，酸化マグネシウムがある．

大腸刺激性下剤としては，センナ（アローゼン®），センノシド（プルゼニド®），ビサコジル（テレミンソフト®），ピコスルファートナトリウム水和物（ラキソベロン®）などがある．

2 がん患者の下痢

がんの病状や治療薬などの影響により便秘傾向となることが多いため，下剤を内服している患者が多い．そのため酸化マグネシウムなどの塩類下剤やラクツロースなどの下剤を多量に使用するため下痢となる頻度が非常に高い[4]．さらに，プロトンポンプ阻害薬やジクロフェナクナトリウム（ボルタレン®）やインドメタシン（インテバン®）でも下痢となることがある．また，抗菌薬投与時の下痢は，多くが腸内細菌叢変化や菌交代により，投与開始後早期に発症することが多く，発生した際は速やかに投与薬剤の減量や中止を行い，必要があれば薬剤の変更を考慮する（がん患者の下痢の原因→p.9）．

下痢が長期的に持続し肛門のびらんを認める場合は肛門痛が生じ，排便時の患者の苦痛はさらに増強する．全身状態が悪く，臥床時間が長いなどADLが低下した患者においては，水様便の影響により局所的な慢性の皮膚汚染から皮膚炎や褥瘡の難治化，悪化を認める．激しい大量の水様性下痢，脊髄横断麻痺などの神経障害，小腸・直腸瘻，重度の便秘などでは，排便コントロールが自ら困難な便失禁状態となり，著しくQOLが低下する．

1 抗がん剤に伴う下痢（第2章1「化学療法における排便ケア：下痢」→p.32）

■下痢の発現頻度が高い抗がん剤

抗がん剤は，下痢が副作用となる頻度が高く重篤化する場合がある．下痢の発現頻度が高い薬剤には，フルオロウラシル（5-FU），イリノテカン塩酸塩水和物（カンプト®，トポテシン®），カペシタビン（ゼローダ®），テガフール・ギメラシル・オテラシルカリウム（ティーエスワン®），ドキタキセル水和物（タキソテール®），シスプラチン（ブリプラチン®，ランダ®）などである．

■急性下痢と遅発性下痢（→p.32）

■治療

原因となる抗がん剤を重症度に応じて投与量の減量，投与間隔の延長や中止とする．重症の脱水に対しては，急性腎不全（腎機能障害）に注意し十分な補液を行う．下痢の予防策として，イリノテカン塩酸塩水和物投与の場合は，投与前より半夏瀉心湯の投与が

有効である．

2 放射線治療に伴う下痢（第2章3「放射線治療における排便ケア」→ p.50）

骨盤内への放射線治療は，腸管粘膜の障害を生じさせて吸収不良に至ることがある．放射線量が40～50 Gyを超えると，約2～10%で発症頻度が急速に増加する．急性放射線障害として腸管粘膜に浮腫を伴う粘膜障害が生じるため下痢となる[5]．

また，照射後6か月以上から25年ほど経過すると，晩期障害として腸管粘膜の虚血性変化により照射部位の組織が障害され，断続的な難治性血性下痢を認めることがある．骨盤内放射線治療の既往歴のある患者では，血性下痢が持続し長期にわたる場合は呼吸苦や倦怠感などの症状が出現し著しい貧血症状を呈する．

■ 対処

保存的治療に抵抗性の血便を繰り返す場合は，アルゴンプラズマ凝固療法が有用であると報告されている．

3 がんの手術

がんの手術は，根治手術と根治不能であるが症状や病態の改善を目的とした緩和手術（姑息手術）に大別される．緩和手術はがんを完全に取り除くことができない場合に，がんによる苦痛の除去や症状の緩和やQOLを改善する目的で行われる．可能な限り侵襲が少なく安全な治療法を選択する．根治が望めない場合は緩和手術が選択される場合が多い．その例としては，原発巣からの出血をコントロールするための原発巣切除や消化管の狭窄に対して内視鏡下のステント挿入術，人工肛門造設術（ストーマ造設術）やバイパス術などがある．近年の抗がん剤や集学的治療の進歩により転移巣の消失など根治不能例が根治可能となる症例もある．根治手術，緩和手術いずれにおいても適切な手術時期を逃してはいけない．

4 腸閉塞に対する治療

がん患者で腹膜播種などによる腸閉塞を併発している場合は，緩和的に狭窄部位の口側腸管に人工肛門造設やバイパス手術を検討する．術前は腸管の減圧や狭窄部位を明らかにするために経鼻的イレウス管や経肛門的イレウス管を挿入する．がんによる腸管の閉塞部位が多発しているかが重要で，狭窄部の口側までの位置を把握し必要に応じて減圧を目的に人工肛門を造設する．狭窄部がトライツ靱帯の近傍で人工肛門の造設が困難（管理上の問題）な場合は，減圧胃瘻とする．

緩和手術は，疾患の予後，耐術能，手術の難易度，手術のメリット，術後に起こりうる後遺症などを本人ならびに家族を含めて説明し，何が患者や家族にとって最良であるかについて術前に十分に評価し的確に判断しなければならない．

5 直腸がん手術

■術式

直腸がんに対する手術では，病巣である直腸を切除すると同時に直腸間膜内や側方のリンパ節を郭清する．

術式は，がん病巣の位置により決定され，肛門縁からの距離により直腸切離が可能な場合は，再建操作を行う高位前方切除術，低位前方切除術，内肛門括約筋切除術などがある．がん病巣を下部直腸や肛門に認める場合は，永久的な人工肛門造設が必要な腹会陰式直腸切断術を施行する．

■術後の排便障害

直腸の切除後は，直腸よりも細い結腸を吻合することにより，便を溜める部位が小さくなるためしばしば障害が起こる．術後の排便障害は，頻便，下痢，漏便，便と排ガスの識別困難などを認めることが多い．また，その頻度は，吻合部と肛門縁との距離により異なる．肛門縁に近いほど機能障害が起こる頻度が高くなる．排便回数は増加し1日10回以上になる場合もあり，数か月から数年かけて徐々に改善することが多い．排便のリズムは術前と比べ不安定で，朝や食後などに複数回に分けて便意を催すことがある．また，手術操作などの影響で肛門部の筋肉が障害され漏便が起こる．さらには，夜間の睡眠時に起こることが多く，パッドが必要となる場合もある．

■人工肛門造設か肛門温存か

人工肛門の造設は，安全性や根治性を十分に考慮し決定するが，患者の受け入れ困難やQOLが低下することがあるため（人工肛門のトラブル：ストーマ周囲の皮膚障害，潰瘍形成，脱出など）避けたいこともある（図1-9）．しかし，肛門温存手術を受けた患者のなかには，術後の排便障害のための精神的苦痛や不安など日常生活に多大なる支障をきたしている場合があることも留意しなければならない．そのため，患者の術後状態により術式やがんの進行度，年齢，ADLを十分に考慮し，術前には，術後に起こりうる排便障害について患者や家族に十分に説明することが重要である．

■吻合法・再建法の工夫

術後の排便障害を軽減するために，吻合法や再建法の工夫としては側端吻合法・結腸形成術・Jパウチ法・神経筋移植法・会陰部肛門法などが施行されている[6, 7]．16の臨

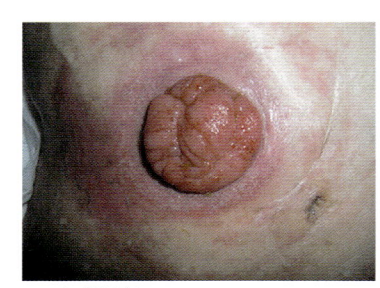

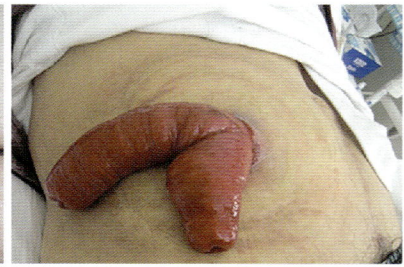

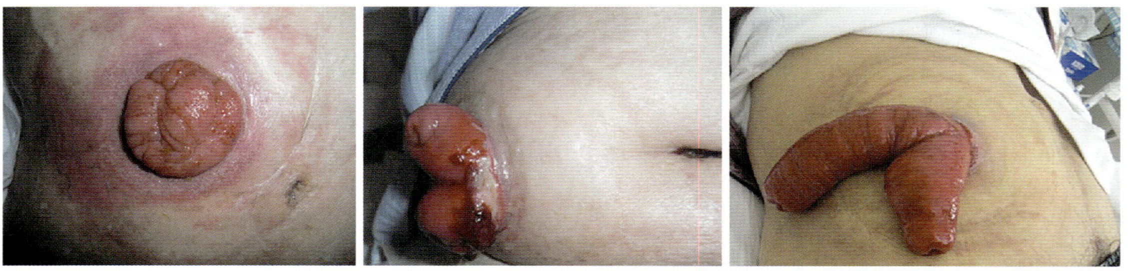

a．皮膚障害　　b．潰瘍形成　　c．ストーマ脱出

図1-9 人工肛門のトラブル

床試験のメタ分析（$n=846$）では，Jパウチ法は端端吻合法に比べると頻便や失禁が少ないが，側端吻合法や結腸形成術に比べると差がなく期待したような快便機能が得られていない[5]．

■治療

薬物療法としては，止痢薬やポリカルボフィルカルシウム（コロネル®，ポリフル®）を使用する．過敏性腸症候群のための薬剤で，便を適度な硬さに固めて排便機能を整える．

また，以前から有用性が報告されていた仙骨神経刺激療法は2014年4月に保険適応となった．

がんの進行や再発巣，腹膜播種に伴う腸閉塞などによる排便障害の場合は，全身状態や術後のサポート体制，予後などを十分に考慮し，本人や家族とよく相談したうえで緩和的な外科的治療として，バイパス手術や人工肛門造設を考慮する．

6 結腸人工肛門

造設部位は，横行結腸やS状結腸が多い．緩和的，緊急的な目的の場合は双孔式人工肛門が多い．下部直腸から肛門にかかるようながんの場合は，S状結腸に永久的な単孔式人工肛門を造設する腹会陰式直腸切断術を行う（図1-10）．

7 小腸（回腸）人工肛門：一時的な人工肛門造設

直腸がん手術で低位前方切除術など，術後縫合不全の予防や縫合不全後の重症化予防のため，吻合部の安静を目的として回腸に一時的に双孔式人工肛門を造設する．約2〜3か月後に注腸造影を施行し，吻合部狭窄や縫合不全を認めないことを確認し閉鎖手術を行う（図1-11）．

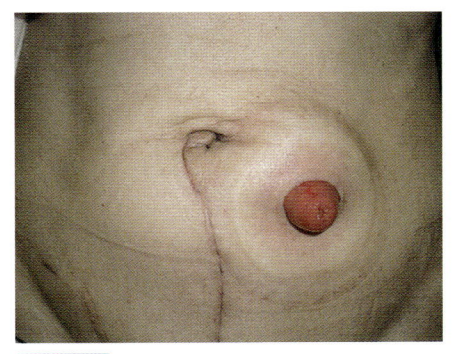

図1-10 永久的ストーマ
S状結腸 単孔式人工肛門造設

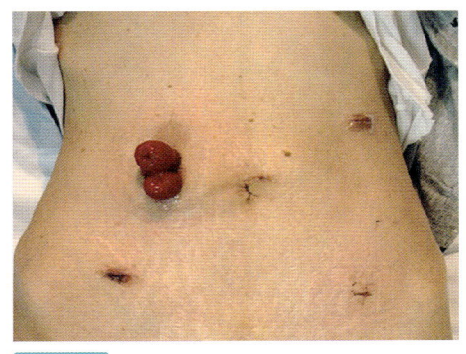

図1-11 一時的ストーマ
双孔式回腸人工肛門造設

引用文献

1) 恒藤暁：最新緩和医療学．pp.93-117，最新医学社．1999．
2) Bruera E：Constipation and diarrhea. Bruera E, Higginson I, von Gunten CF：Textbook of palliative Medicine. pp.554-568, CRC Press.
3) Walsh TD：Prevention of opioid side affects. Journal of Pain and Symptom Management 5：362-367. 1990.
4) Rothenberg ML, Eckardt JR, Kuhn JG, et al：Phase II trial of irinotecan in patients with progressive or rapidly recurrent oolorectal cancer. Journal of Clinical Oncology 14(4)：1128-1135, 1996.
5) Brown CJ, Fenech DS, McLeod RS：Reconstructive techniques after rectal resection for rectal cancer. Cochrane Database of Systematic Reviews 16(2)：CD006040, 2008.
6) Oya M, Komatsu J, Takase Y, et al：Comparion of defecatory function after colonic J-pouch anastomosis and straight anastomosis for stapled low anterior resection：results of a prospective randomized trial. Surgery Today 32(2)：104-110, 2002
7) Machado M, Nygren J, Goldman S, et al：Similar outcome after colonic pouch and side-to-end anastomosis in low anterior resection for rectal cancer：a prospective randomized trial. Annala of Surgery 238(2)：214-220, 2003.

（中村　隆俊）

第 **2** 章

がん治療における排便ケア

1 化学療法における排便ケア：下痢

化学療法中の下痢は，重篤な症状に移行する可能性があり，がんの緊急症としての対応が必要となることもある．化学療法中の排便パターンの変化はめずらしいことではなく，一過性のことも多い．ただし，症状が強く出現したり，長期化したりすると，二次的な問題を引き起こすため，安易に考えずマネジメントすることが大切である．健康なときから馴染みのある症状といえる下痢は，症状マネジメントの理解が比較的得られやすい症状とも考えられる．下痢は薬剤による予防や治療が確立されているため，看護師が正しい知識を持ち，患者と共同して，マネジメントにとりくみたい症状である．

1 定義と病態

定義

下痢とは，糞便の水分量が増加してその硬度を減じ，液状または半流動状の糞便を排泄することである[1]．化学療法中の下痢の場合，PEP リソース（putting evidence into practice resources；エビデンスを看護実践に取り入れるための活用情報）では，ベースラインを超えて1日に4〜6回以上増加[2,3]とされており，CTCAE では，回数が Grade 判定の基準の1つとなっている（表 2-1）．

病態と種類

下痢は，腸管の吸収能力を超えた水分の分泌過多，蠕動運動の亢進，炎症による腸管の吸収能力の低下などによって起こる．化学療法を受けている患者の下痢の発生率は，50〜80%[4]と高頻度であるが，化学療法のみを受ける患者ではもう少し低いようである．下痢の発生頻度や程度は適用レジメンや原因薬剤の量のほか，患者の身体的な要因の影響を受ける．

下痢の分類はテキストによって若干の相違はあるが，一般に浸透圧性下痢，分泌性下痢，腸管粘膜障害性下痢，腸管運動異常性下痢である（表 2-2）．

■急性下痢・遅発性下痢

抗がん剤による下痢は，投与直後から24時間以内に起こる急性下痢と，投与24時間以降から14日間程度に起こる遅発性下痢がある．急性下痢は，抗がん剤が副交感神経を刺激することによるコリン作動性であり，一過性で治まる．遅延性下痢は，抗がん剤やその代謝産物が腸管粘膜上皮の絨毛を萎縮・脱落させることで発現する[5]．

表 2-1 有害事象共通用語規準 v4.0 日本語訳 JCOG 版（CTCAE ver4.0-JCOG）による下痢の評価

CTCAE v4.0 Term 日本語	Grade 1	Grade 2	Grade 3	Grade 4	Grade 5	CTCAE v4.0 AE Term Definition 日本語【注釈】
下痢	ベースラインと比べて<4回/日の排便回数増加；ベースラインと比べて人工肛門からの排泄量が軽度に増加	ベースラインと比べて4-6回/日の排便回数増加；ベースラインと比べて人工肛門からの排泄量が中等度増加	ベースラインと比べて7回以上/日の排便回数増加；便失禁；入院を要する；ベースラインと比べて人工肛門からの排泄量が高度に増加；身の回りの日常生活動作の制限	生命を脅かす；緊急処置を要する	死亡	頻回で水様の排便

（日本臨床腫瘍グループ：有害事象共通用語規準 v4.0 日本語訳 JCOG（略称：CTCAE v4.0-JCOG）[CTCAE v4.03/MedDRA v12.0（日本語表記：MedDRA/J v16.0）対応 -2013年4月9日]による）

表 2-2 下痢の種類と病態

種類	病態・症状	原因・備考
浸透圧性下痢	食事内容や消化過程の障害によって、腸管の浸透圧が亢進し、腸管腔内に水分がひきこまれることで起こる.	・乳糖不耐症 ・マグネシウムの投与 ・胃切除後症候群 ・食事によって起こり絶食によって消失
分泌性下痢	腸管（小腸，大腸）の吸収能力を上回る腸液（消化管液，電解質）が分泌されることで起こる	・化学療法 ・放射線治療 ・移植片対宿主病（GVHD）
腸管粘膜障害性下痢	腸管粘膜の結合性が障害され、そこからタンパク質，血液，粘液などが滲み出て、便の容量を増やす.	・化学療法 ・炎症性疾患 ・がん ・食事で増悪し絶食でも消失しない
腸管運動異常性下痢	腸管の蠕動運動が亢進することで、腸管からの水分の再吸収が十分にできないことで起こる. また蠕動運動が低下することで、腸内細菌が増殖（胆汁酸の脱抱合）し、脂肪の再吸収が妨げられる	・通常，腸管の蠕動運動の亢進や低下は二次的に起こり，これらの症状が単独で発生することは少ない.

下記文献より作成
〔・永田博司：下痢. 松田明子, ほか：系統看護学講座 専門分野Ⅱ 成人看護学5 消化器, p.56, 医学書院, 2009.
・Davis FP, Douglas TT, Gildertet DG, et al：Side Effect of Cancer Chemotherapy. Polovich M, Olsen M, LeFebvre K, et al：Chemotherapy and Biotherapy Guideline and Recommendation for Practice, 4th ed. p.206, Oncology Nurse Society, 2014.
・佐藤禮子（監訳），日本がん看護学会翻訳ワーキンググループ（訳）：がん化学療法・バイオセラピー看護実践ガイドライン, p.159, 医学書院, 2009
・北川智余恵，坂英雄：Irinotecan の副作用. 相羽惠介（編）：抗がん剤の臨床薬理, p.106, 南山堂, 2013〕

いずれの機序でも下痢の発生頻度が高い薬剤としてイリノテカン塩酸塩水和物(トポテシン®, カンプト®)がよく知られている. イリノテカン塩酸塩水和物の遅発性下痢は, 薬剤の特異的な排泄と関係している. イリノテカン塩酸塩水和物は不活性型のSN-38Gとなって胆汁を介して排泄されるが, 一部が抗腫瘍活性を示す活性代謝物のSN-38の形で腸管から排泄されるため, 腸管粘膜障害が起こり遅発性下痢の原因になると考えられている. イリノテカン塩酸塩水和物は好中球減少のハイリスク薬剤であるが, 腸管粘膜障害による腸管の防御機能の低下と, 好中球減少の時期が重複すると, 腸管感染を併発するリスクが高くなる.

■ 抗がん剤による下痢の間接的な原因

治療中の免疫力の低下, 抗菌薬の使用による腸内細菌叢の変化, 精神的要因, 腸管へのがんの浸潤などが挙げられる.

分子標的治療薬による下痢の報告もあるが, メカニズムの詳細は不明である.

下痢の発生頻度が高い抗がん剤

下痢の発生頻度の高い抗がん剤を表2-3に示す.

特にイリノテカン塩酸塩水和物(トポテシン®)を含むレジメンでは注意が必要である.

イリノテカン塩酸塩水和物では, *UGT1A1*の遺伝子多型とイリノテカンの副作用(下痢と好中球減少)との関連が指摘されており[6], 遺伝子多型の測定は保険適用にもなっている. このような点は, 薬剤の添付文書に記載されているので個々の薬剤の添付文書を確認する. Grade3以上の報告がある薬剤では, 特に注意が必要である.

フルオロウラシル(5-FU)は投与量, 投与回数の増加により下痢が増大する傾向があり, 持続点滴投与よりボーラス(急速静注)による1回大量投与を毎週繰り返した場合のほうが, 激しい下痢をきたす危険性がある[7,8].

カペシタビン(ゼローダ®)は, オキサリプラチン(エルプラット®)と併用するXELOX療法では, 単剤投与時より下痢の発生頻度が高い[9].

分子標的治療薬では, EGFR阻害薬, VEGFR阻害薬, ALK阻害薬, c-kit阻害薬で下痢が報告されている. 重篤なものは少ないようだが, 時に減量や休薬の原因となることもある.

2 アセスメント

身体の状態

■ 治療開始前

治療前から下痢の原因(→p.9)となるリスク要因についてアセスメントする.

健康時の排便パターンや食習慣(嗜好), 原疾患や転移によるがんの腸管浸潤の状況, 予定レジメンなどの情報に基づいたリスクアセスメントを行う.

通常(健常時)体重を把握しBMI(Body Mass Index)を算出しておく.

健康時と比較して, すでに体重減少が出現している患者では, 体重減少率, ％標準体

表 2-3 下痢の発生頻度が高い抗がん剤

分類	薬剤
細胞障害性	【ハイリスク薬剤※】 • イリノテカン塩酸塩水和物(トポテシン®, カンプト®) • フルオロウラシル(5-FU) • アクチノマイシン D(コスメゲン®) 【起こしやすい薬剤】 • カペシタビン(ゼローダ®) • デガフール・ギメラシル・オテラシルカリウム(ティーエスワン®) • フルダラビンリン酸エステル(フルダラ®) • シタラビン(キロサイド®) • イダルビシン塩酸塩(イダマイシン®) • ミトキサントロン塩酸塩(ノバントロン®) • ペントスタチン(コホリン®) • パクリタキセル(タキソール®) • ノギテカン塩酸塩(ハイカムチン®) • シスプラチン(ランダ®, ブリプラチン®) • オキサリプラチン(エルプラット®) • ダカルバジン(ダカルバジン) • ドセタキセル水和物(タキソテール®) • ペメトレキセドナトリウム水和物(アリムタ®) • ヒドロキシカルバミド(ハイドレア®) • メトトレキサート(メソトレキセート®) • シクロホスファミド水和物(エンドキサン®) • ダウノルビシン塩酸塩(ダウノマイシン®) • マイトマイシン C(マイトマイシン) • ドキソルビシン塩酸塩(アドリアマイシン)(アドリアシン®)
分子標的薬 (モノクローナル抗体)	• ボルテゾミブ(ベルケイド®) • ダサチニブ水和物(スプリセル®) • エルロチニブ塩酸塩(タルセバ®) • ゲフィチニブ(イレッサ®) • イマチニブメシル酸塩(グリベック®) • ラパチニブトシル酸塩水和物(タイケルブ®) • スニチニブリンゴ酸塩(スーテント®) • セツキシマブ(アービタックス®) • パニツムマブ(ベクティビックス®) • ソラフェニブトシル酸塩(ネクサバール®) • テムシロリムス(トーリセル®) • サリドマイド(サレド®) • ボリノスタット(ゾリンザ®) • レゴラフェニブ(スチバーガ®)
生物製剤	• インターフェロンベータ(フエロン®) • テセロイキン(イムネース®)

※複数の文献で下痢のリスクとして記載された薬剤を記載
下記文献を参考に作成

〔・Davis FP, Douglas TT, Gildertet DG, et al：Side Effect of Cancer Chemotharapy. Polovich M, Olsen M, LeFebvre K, et al：
 Chemotherapy and Biotherapy Guideline and Recommendation for Practice, 4th ed. p.206, Oncology Nurse Society, 2014.
・佐藤禮子(監訳), 日本がん看護学会翻訳ワーキンググループ(訳)：がん化学療法・バイオセラピー看護実践ガイドライン, p.160, 医学書院, 2009.
・長谷川久巳：下痢, 濱口恵子, 本山清美(編)：がん化学療法ケアガイド改訂版, p.166, 中山書店, 2013.
・岡本禎晃, 田墨恵子：巻末付録 代表的な抗がん薬・分子標的薬の副作用一覧表, 荒尾晴恵, 田墨恵子(編)：患者をナビゲートする！ スキルアップがん化学療法看護, 日本看護協会出版会, 2010.
・国立がんセンター内科レジデント(編)：がん診療レジデントマニュアル, 第 6 版, P.401, 医学書院, 2013〕

表 2-4 治療中の下痢のアセスメント

下痢の状況	性状（軟らかさ，粘血便の有無），回数，臭気，下痢のタイミング，持続期間
随伴症状	腹部の状態（腹痛，腹部膨満，腸蠕動の亢進），便秘の有無，悪心・嘔吐，食欲低下，肛門痛，発熱，脱水所見（口渇，皮膚状態，静脈の怒張，水分出納など），全身倦怠感，スキントラブル，腸閉塞所見
検査データ	電解質データ，白血球・好中球ヘモグロビン，CRP，栄養データ，体重減少
影響要因	薬剤（下剤，抗がん剤，抗菌薬），食事内容，放射線治療，原疾患の影響，がん性腹膜炎，生活環境，ストレス

重より，治療前の栄養状態を評価する．

患者の生活パターンを把握し，日常生活への下痢の影響を検討する．

効率的に症状マネジメントを行うため，セルフケア能力を評価する．

■ 治療中

化学療法の回数を重ねてから下痢が発生することもあるため，サイクルごとにアセスメントする．

下痢を発症したときは，原因と影響要因を中心にアセスメントする（表 2-4）．排便回数は CTCAE の Grade を判断するため正確に把握する．感染性腸炎の可能性がある場合は，下痢を起こす前日の食事内容や体調なども聴き取る．好中球減少の時期には全身感染症に移行することもあるため注意する．頻回な下痢や水様便では，脱水症状についてアセスメントする．経口抗がん剤では，便性の変化が起こる時期に個人差があるため，内服期間中の症状モニタリングをする．

止痢薬による薬物治療を行う場合は，適切な投与期間を判断するため，効果はいうまでもなく，過量投与（長期間の投与）による便秘についてアセスメントする．

下痢便は消化酵素の活性が高い，アルカリ性の腸液を含むため，皮膚に付着すると，容易に皮膚障害を併発する．疼痛が生じると，排便時の困難性が高くなる．また頻回の排便で清潔を保ちにくくなることや，化学療法中で免疫力が低下していることで，局所の感染を併発することもある．羞恥心があるため，肛門周囲の皮膚状態を医療者に見せることに抵抗感をもつ患者も多いが，疼痛が強い場合は，適切な治療を行うために，直接観察して，アセスメントする．またストーマ保有者の場合，皮膚障害のみならず装具の装着が困難になることもあるため，皮膚・排泄ケア認定看護師とともにアセスメントする．

心理社会的側面

便失禁という状況を避けたい思いは共通である．下痢は時と場を選ばず襲ってくるうえ，我慢できる症状ではないことから，医学的に許容できる範囲であったとしても，患者の社会生活を制限する要因になっていることはめずらしくない．下痢の予防のために常に食事の配慮が必要なことも含め，下痢による心理的な苦痛や社会的な制限をアセスメントする．

3 治療方法

予防

刺激物，ラクトース（乳糖）を含む食品，繊維質の多い食品，脂質の過剰摂取や暴飲・暴食，好中球が減少している時期の生ものを控える．ハイリスクなレジメンでは，特に注意する．

イリノテカン塩酸塩水和物では便通が滞っていることで，長時間 SN-38 が腸管に留まり，腸管粘膜障害が悪化し下痢が重篤化する可能性があるため，便秘に傾かないように注意する．したがって，酸化マグネシウム剤で便通コントロールが良好な患者の場合は，予防的に内服を中断する必要はない．急性の下痢は副交感神経の刺激で起こるため，リラックスできる環境を整える．

対処方法

■腸管運動異常性（コリン作動性）下痢

予防的にアトロピン硫酸塩水和物（硫酸アトロピン）やブチルスコポラミン臭化物（ブスコパン®）などの抗コリン薬を投与することで症状が緩和される．初回治療で腸管運動異常性下痢を起こした患者は2回目以降も同じ症状を起こすことが多いので，抗コリン薬を予防的に投与することもある．抗コリン薬投与の効果がない場合は，薬剤の中断（その回の中止）を検討する．

■ ASCO ガイドライン（2004 年）

症状に応じてロペラミド塩酸塩（ロペミン®）の投与や輸液療法が推奨されている（図2-1）．ロペラミド塩酸塩は，ケイ酸アルミニウム・タンニン酸アルブミンの併用で効果が減弱し，過剰投与で便秘や時に麻痺性イレウスを併発するため，適切な投与管理が必要である．オクトレオチド酢酸塩（サンドスタチン®）は重篤な脱水がある場合に使用する[10]．下痢の頻度が高い薬剤では，減量基準について記載されているので参照する．

■食品や食事の工夫

ラクトースを含む食品のほか脂質の多い食品や刺激物を避ける．消化管に負担をかけないため食事は消化のよいものを少量ずつ頻回に摂取する．お粥やスープなど水分の多い食事をとりいれる．

電解質の補給ができるスポーツドリンクのほか，最近では，経口補水液 OS-1®が市販されているが，1日の摂取量が決まっており，かかりつけ医に相談するよう明記されている．患者が利用する場合は，適切な摂取量を指導する．

高齢者では口渇を感じにくいため，水分摂取量が少なくなる傾向があるので，1日の水分量を，コップ何杯，500 mL のペットボトル何本など，具体的に指導するとよい．

重篤な粘膜障害性下痢では一時的に絶食にすることもある．

■環境の整備・セルフケア

治療中，腸管運動異常性の急性下痢が起こる患者の場合は，トイレにすぐに行ける環境に配慮する．

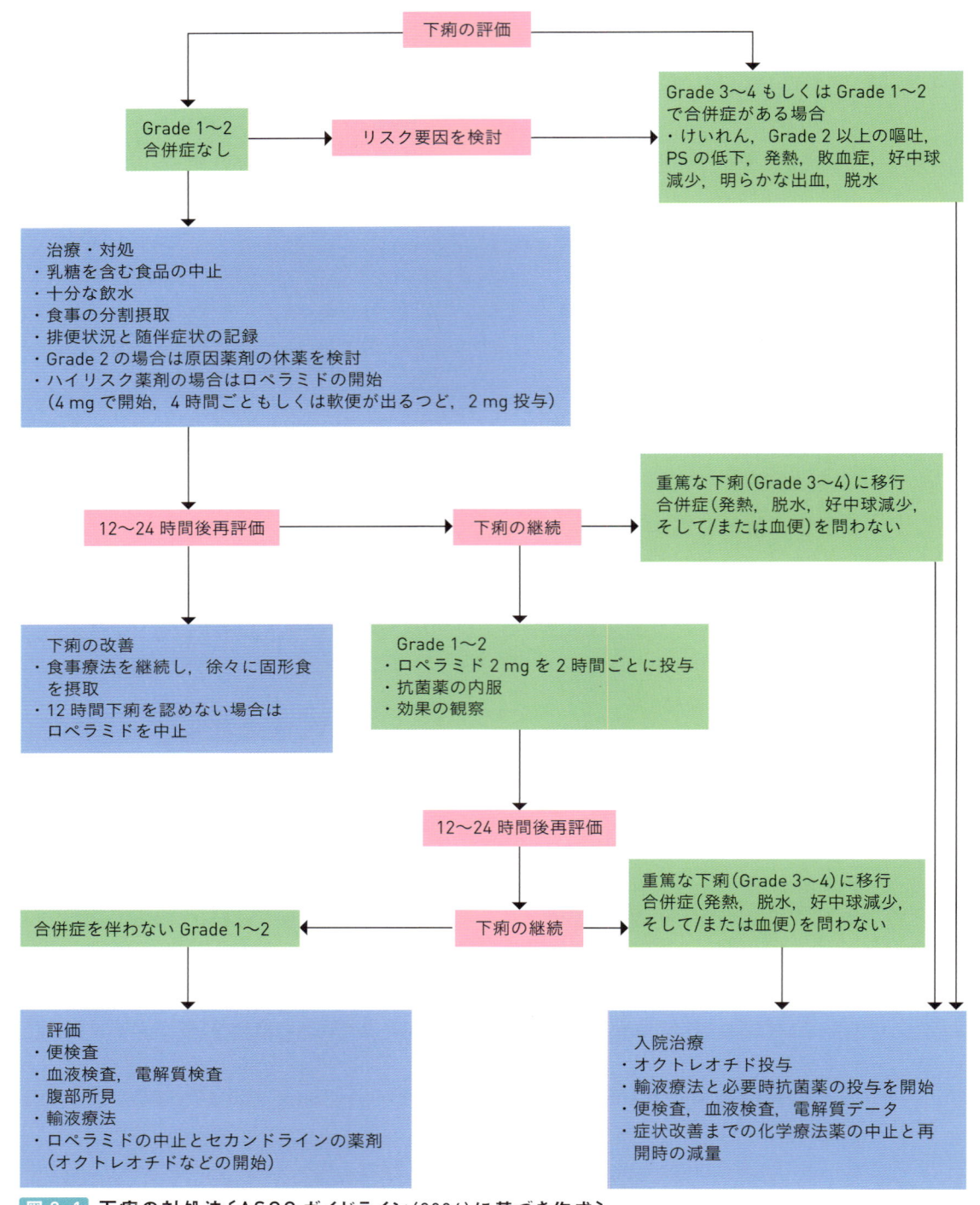

図 2-1 下痢の対処法〔ASCO ガイドライン（2004）に基づき作成〕

```
                         下痢の評価
                            │
        ┌───────────────────┴────────────────────┐
        ▼                                        ▼
   Grade 1〜2      ──リスク要因を検討──▶  Grade 3〜4 もしくは Grade 1〜2
   合併症なし                              で合併症がある場合
                                          ・けいれん，Grade 2 以上の嘔吐，
                                            PS の低下，発熱，敗血症，好中球
                                            減少，明らかな出血，脱水
```

治療・対処
- 乳糖を含む食品の中止
- 十分な飲水
- 食事の分割摂取
- 排便状況と随伴症状の記録
- Grade 2 の場合は原因薬剤の休薬を検討
- ハイリスク薬剤の場合はロペラミドの開始
  （4 mg で開始，4 時間ごともしくは軟便が出るつど，2 mg 投与）

12〜24 時間後再評価 → **下痢の継続** → 重篤な下痢（Grade 3〜4）に移行
合併症（発熱，脱水，好中球減少，そして/または血便）を問わない

下痢の改善
- 食事療法を継続し，徐々に固形食を摂取
- 12 時間下痢を認めない場合はロペラミドを中止

Grade 1〜2
- ロペラミド 2 mg を 2 時間ごとに投与
- 抗菌薬の内服
- 効果の観察

12〜24 時間後再評価 → **下痢の継続**

合併症を伴わない Grade 1〜2

評価
- 便検査
- 血液検査，電解質検査
- 腹部所見
- 輸液療法
- ロペラミドの中止とセカンドラインの薬剤
  （オクトレオチドなどの開始）

重篤な下痢（Grade 3〜4）に移行
合併症（発熱，脱水，好中球減少，そして/または血便）を問わない

入院治療
- オクトレオチド投与
- 輸液療法と必要時抗菌薬の投与を開始
- 便検査，血液検査，電解質データ
- 症状改善までの化学療法薬の中止と再開時の減量

（Benson AB, Ajani JA, Catalano RB, et al：Recommended guidelines for the treatment of cancer treatment-induced diarrhea. Journal of Clinical Oncology 22(14)：2923, 2004 より抜粋引用）

1日に何回も強い下痢がある場合は，皮膚障害を予防するために，排便後に温水洗浄便座（ウォシュレットなど）を使用して皮膚に付着した便を十分に除去し，押さえ拭きするよう指導する．

　便の回数が多い場合や，皮膚障害が強い場合は，皮膚・排泄ケア認定看護師と連携して，症状緩和を図る．

4 セルフケア支援

■下痢を安易にとらえない

　日ごろから，下痢を体調管理の指標の1つとしている人も多いため，化学療法中に自己の脆弱性を認識するためのバロメータとなる症状である．患者の予防行動，セルフモニタリングと医療者への報告，下痢の自己管理（食事療法，内服管理）が症状を悪化させないためのキーとなる．日ごろは「この程度なら大丈夫」と考える症状でも，患者の予測に反して悪化するリスクがあるため，下痢を安易に考えている患者では，とらえ方を変えてもらうよう指導する必要がある．

■外来治療中患者や高齢者への支援

　注意していても予防できない下痢もあり，一度，下痢がはじまると，あっというまに脱水症状を併発することもある．そのため，外来治療中の患者では，病院に連絡する症状の程度について理解してもらう．高齢者では，下痢がはじまるとすぐに体力を喪失するため，一人暮らしの患者では，下痢を認めた時点で，早めに病院に連絡してもらう．また緊急で来院する程度でない場合は，CTCAEのGrade3の症状を具体的に伝え（ベースラインから7回以上増加の下痢，失禁，**表2-1 → p.33**），症状があった場合は医療機関に行けるよう調整しておく．

5 排泄物と曝露対策

　抗がん剤投与後最低限48時間は患者の便・尿・吐物・胸水や腹水，血液，大量の発汗など，およびそれらにより汚染したリネン類への接触は曝露の危険性があるものとし，取扱いの際は，一重手袋，ガウン，保護メガネ，サージカルマスクを装着する[11]．

　排便後は必ず蓋をして流す．特にストーマ（人工肛門）保有者が下痢をしている場合は，使用済み装具の廃棄や便器の清掃に留意する．自宅で家族がガウンや保護メガネを着用することは現実的ではない．現在のところ，根拠ある代替方法はないが，厚手のディスポーザブル手袋とマスクの着用は可能ではないかと考える．汚染された場所は洗剤による洗浄と水による十分なすすぎが推奨されている[12]．便器内はこの方法を遵守できるが，便座は困難なため，使い捨てタオルによる洗浄と水を十分に含ませたタオルでのふき取りが考えられる方法である．この場合，タオルの再利用（同じタオルでの二度拭き等）はしないようにする．

　失禁した場合の衣類やリネン類は2度洗いする．1回目は患者の分だけ分けて予洗いし，2回目は通常の洗浄を行う[11]．

　なお，感染性腸炎の場合は，当該感染症の取扱いを遵守する．

引用文献

1) 永田博司：下痢．松田明子，永田博司，宮島伸宜，ほか：系統看護学講座　専門分野Ⅱ　成人看護学 5　消化器，p.55, 医学書院, 2009.
2) Eaton HL, Tipton MJ, et al：Putting Evidence into Practice. p.119, Oncology Nursing Society, 2009.
3) 鈴木志津枝，小松浩子（監訳），日本がん看護学会翻訳ワーキンググループ（訳）：がん看護PEPリソース．p.121, 医学書院, 2013.
4) Benson AB 3rd, Ajani JA, Catalano RB, et al：Recommended guidelines for the treatment of cancer treatment-induced diarrhea. Journal of Clinical Oncology 22(14)：2918-2926, 2004.
5) 北川智余恵，坂英雄：Irinotecanの副作用．相羽惠介（編）：抗がん剤の臨床薬理．p.106, 南山堂, 2013.
6) Ando Y, Saka H, Ando M, et al：Polymorphisms of UDP-glucuronosyltransferase gene and irinotecan toxicity：a pharmacogenetic analysis. Cancer Reserch 60(24)：6921-6926, 2000.
7) 長谷川久美：下痢．濱口恵子，本山清美（編）：がん化学療法ケアガイド，改訂版．p.166, 中山書店, 2013.
8) エルプラート添付文書第9版(2015年11月改訂)株式会社ヤクルト本社，http://database.japic.or.jp/pdf/newPINS/00061271.pdf(2015年5月15日アクセス)
9) ゼローダ添付文書第15版(2014年11月改訂)中外製薬株式会社，http://database.japic.or.jp/pdf/newPINS/00049412.pdf(2015年5月15日アクセス)
10) 伊藤良則：Lapatinib．相羽惠介（編）：抗がん剤の臨床薬理，p.448, 南山堂, 2013
11) 日本がん看護学会，日本臨床腫瘍学会，日本臨床腫瘍薬学会：がん薬物療法における曝露対策合同ガイドライン．p.66, 金原出版, 2015
12) 日本がん看護学会，日本臨床腫瘍学会，日本臨床腫瘍薬学会：がん薬物療法における曝露対策合同ガイドライン．p.68, 金原出版, 2015

（田墨　惠子）

2 化学療法における排便ケア：便秘

　化学療法を受けている患者は，抗がん剤による薬剤性の便秘以外に，支持療法として用いられる制吐薬や利尿薬など，あるいは，オピオイド鎮痛薬など化学療法とは別に患者が使用している薬剤で便秘を起こす．さらに，化学療法により食欲不振，悪心・嘔吐などが発生すると，食事や水分摂取量の低下や活動量の低下，精神的ストレスなどにつながり，それが要因で便秘になる場合もある．このように，便秘は化学療法を受ける多くの患者に起こりうる症状である．

　化学療法中に便秘が発生すると，便から排泄されるタイプの抗がん剤では排泄遅延につながり，薬物有害反応が増強したり，長引くおそれがある．また，便秘により悪心・嘔吐や腹部膨満，食欲低下を引き起こされるという悪循環になることもある．治療開始前から排便コントロールを行い，便秘発生時には早期に対応して重症化しないようにすることが重要である．

1 便秘を起こしやすい薬剤と発生頻度

便秘を起こしやすい薬剤——抗がん剤

　便秘を起こす抗がん剤として微小管阻害薬が知られているが，その他の抗がん剤でも便秘を引き起こすことがある（表2-5）．微小管阻害薬はがん細胞内の微小管を傷害することで抗腫瘍効果を示すが，微小管は神経組織にも多く存在するため，消化や排泄などの内臓機能の調整を行う自律神経が影響を受け，便秘が発生する．ビンクリスチンによる便秘の発生頻度は，添付文書上は高くはないが，文献によっては20～50%[1]とされている．分子標的治療薬が便秘を引き起こすメカニズムは明確になっていない．

　表2-5にあげた抗がん剤のほかに，イリノテカン塩酸塩水和物（トポテシン®，カンプト®，イリノテカン塩酸塩）にも注意が必要である（→ p.34）．下痢が主な薬物有害反応であるが，重い下痢のあとに便秘となり，難治性の麻痺性イレウスを引き起こすことがある．総投与量がある程度蓄積してから生じることが多い．

便秘を起こしやすい薬剤——抗がん剤以外

　抗がん剤以外では，セロトニン5-HT$_3$受容体拮抗制吐薬（以下，5-HT$_3$受容体拮抗制吐薬）による便秘が知られている．5-HT$_3$受容体拮抗制吐薬は，セロトニン放出の抑制と腹部迷走神経求心路末端に作用することによって，腸管蠕動運動を抑制[2]し，便秘を発

表 2-5 化学療法時に用いる便秘を起こす頻度の高い薬剤

薬剤の分類	薬剤名(商品名)	便秘を発生する割合*
微小管阻害薬 (ビンカアルカロイド)	ビンクリスチン硫酸塩(オンコビン®)	0.1〜5%未満
	ビンブラスチン硫酸塩(エクザール®)	2.3%
	ビンデシン硫酸塩(フィルデシン®)	2.6%
	ビノレルビン酒石酸塩(ナベルビン®)	8.6%
微小管阻害薬 (タキサン)	パクリタキセル(タキソール®, パクリタキセル)	22.1%
	アルブミン結合パクリタキセル(アブラキサン®)	12.7%
	ドセタキセル水和物(タキソテール®, ワンタキソテール®, ドセタキセル)	3.6〜10.8%
	カバジタキセルアセトン付加物(ジェブタナ®)	18.2%
微小管阻害薬(その他)	エリブリンメシル酸塩(ハラヴェン®)	11.1%
アルキル化薬	ストレプトゾシン(ザノサー®)	45.5%
	テモゾロミド(テモダール®)	42%
	ベンダムスチン塩酸塩(トレアキシン®)	47.4%
代謝拮抗薬	アザシチジン(ビダーザ®)	69.8%
	ネララビン(アラノンジー®)	21%
	フルダラビンリン酸エステル(フルダラ®)	20.3%
	ペメトレキセドナトリウム水和物(アリムタ®)	10.8〜36%
キナーゼ阻害薬	レンバチニブメシル酸塩(レンビマ®)	14.6%
	アキシチニブ(インライタ®)	11.8%
	アレクチニブ塩酸塩(アレセンサ®)	29.3%
	クリゾチニブ(ザーコリ®)	27.1%
抗HER2抗体チューブリン重合阻害薬複合体	トラスツズマブエムタンシン(カドサイラ®)	14.7%
免疫調整薬	ポマリドミド(ポマリスト®)	11.1%
ヒストン脱アセチル化酵素阻害薬	ボリノスタット(ゾリンザ®)	10.5%
プロテアソーム阻害薬	ボルテゾミブ(ベルケイド®)	22.1〜51.9%
サリドマイド関連薬	サリドマイド(サレド®)	62.2%
	レナリドミド水和物(レブラミド®)	8.6〜63.6%
ニューロキニン(NK₁)受容体拮抗制吐薬	アプレピタント(イメンド®)	10.1%
	ホスアプレピタントメグルミン(プロイメンド®)	9.2%
5-HT₃受容体拮抗制吐薬	パロノセトロン塩酸塩(アロキシ®)	16.5%

*各製薬会社作成のインタビューフォームのデータによる

生させる．

5-HT₃受容体拮抗制吐薬の第一世代といわれるグラニセトロン塩酸塩（カイトリル®）や，オンダンセトロン塩酸塩水和物（ゾフラン®），アザセトロン塩酸塩（セロトーン®）などの添付文書上の便秘の発生頻度は0.1%未満であり，あまり高くはない．しかし，遅発性の悪心・嘔吐にも有効なパロノセトロン塩酸塩（アロキシ®）や，ニューロキニン（NK₁）受容体拮抗制吐薬（イメンド®，プロイメンド®）ではその頻度は10%前後と高くなっている．

利尿薬，抗コリン薬，抗うつ薬，オピオイド鎮痛薬，鎮咳薬，カルシウム製剤なども便秘を起こしやすいため，併用している場合はリスク因子として考慮する．

発生時期・持続期間

便秘の発生時期・持続期間はさまざまであり，薬剤投与翌日に起こることもあれば，数週間後に発生することもある．ビンクリスチン（オンコビン®）では投与後3～10日がピーク[3]といわれている．薬剤投与中止後も，数日から2週間程度便秘が続くことがある．便秘の時期は個人差も大きいため，継続的に観察し，患者個々の便秘・排便パターンを明確にすることで，より適切な対応を検討できる．

2 アセスメント

化学療法を受ける患者の便秘に関するアセスメント項目を**表2-6**に示す．便秘には

表2-6 化学療法を受ける患者の便秘に関するアセスメント項目

アセスメント項目	具体的内容
化学療法前の日常生活や排便習慣	普段の食事・水分摂取量と内容，普段の活動量，排便の頻度や1日の回数・量・性状・排便のタイミング，下剤使用の習慣と内容，最終排便日
がんの状況や既往歴	開腹術・腸の手術歴，腸閉塞の既往，便秘を起こしやすい併存疾患（甲状腺機能低下症，甲状腺機能亢進症，クッシング症候群，低カリウム血症，高カルシウム血症，糖尿病など），がんによる腸管内外の閉塞や狭窄の状況，腹膜播種の有無
治療で使用する薬剤	便秘を起こしやすい抗がん剤・支持療法薬・その他の薬剤の使用
化学療法後の排便状況	排便の頻度・1日の回数・量・性状・タイミング，排便時の状況（楽に排便できる，かなりいきまないと出ない，など），腹部膨満感，排ガス，残便感，下剤の使用状況と反応など
化学療法による有害事象や便秘による随伴症状	悪心・嘔吐，食欲不振，脱水，腹痛，腹部膨満感，口臭，排便痛，肛門亀裂，頭痛，不安，不眠，イレウス症状など
化学療法による生活の変化	食事の内容と摂取量の変化，水分摂取量の変化，活動量の変化，入院による排泄環境の変化，生活リズムの変化，精神的ストレスの有無
腹部の所見，画像データ	腹部の視診・触診・打診・聴診所見，腹部X線やCTなどによる所見
患者の理解や意欲	排便コントロールの必要性の理解や意欲，患者の対処行動とその結果

化学療法における排便ケア：便秘　43

表2-7 有害事象共通用語規準 v4.0 日本語訳 JCOG版（CTCAE v4.0-JCOG）による便秘

CTCAE v4.0 Term 日本語	Grade 1	Grade 2	Grade 3	Grade 4	Grade 5	CTCAE v4.0 AE Term Definition 日本語【注釈】
便秘	不定期または間欠的な症状；便軟化剤/緩下剤/食事の工夫/浣腸を不定期に使用	緩下剤または浣腸の定期的使用を要する持続的症状；身の回り以外の日常生活動作の制限	摘便を要する頑固な便秘；身の回りの日常生活動作の制限	生命を脅かす；緊急処置を要する	死亡	腸管内容の排出が不定期で頻度が減少，または困難な状態

日本臨床腫瘍グループ：有害事象共通用語規準 v4.0 日本語訳 JCOG（略称：CTCAE v4.0-JCOG）[CTCAE v4.03/MedDRA v12.0（日本語表記：MedDRA/J v16.0）対応 -2013年4月9日]http://www.jcog.jp/doctor/tool/CTCAEv4J_20130409.pdf（2016年5月15日アクセス）

食事や活動，ストレスなども関連するため，排便の回数や量だけでなく，化学療法による生活全般の変化をアセスメントする必要がある．

便秘が発生したら，有害事象共通用語規準などで程度を評価する（表2-7[4]）．

3 治療・対処方法

便秘をきたしやすい抗がん剤による治療を行う場合，事前に食事や生活環境の調整を行い，排便コントロールが良好な状態で治療を開始することが望ましい．そのため，治療前に排便状態を確認し，便秘を改善しておくようにする．腹部X線などで宿便が認められる場合は，摘便や浣腸などで取り除いておく．

治療方法

薬剤でのコントロールが中心となる．便秘を発生しやすい抗がん剤による治療の際は，あらかじめ下剤を処方しておき，予防的に，あるいは便秘の徴候があれば早めに使用する．

通常の便秘に用いる下剤は大きく分けると，便の軟化や増量を目的とした塩類下剤（酸化マグネシウム）と，大腸粘膜を刺激し，蠕動を促す大腸刺激性下剤（センノシド，センナ，ピコスルファートナトリウム水和物など）がある．患者の排便頻度や便の性状，腸蠕動運動などと下剤の特徴を考えあわせ，適切な下剤を選択し，量を決める．下剤は十分な量の水で内服するよう説明する（主な下剤→p.66，表3-4）．

下剤を使っても排便がなく，便が下行結腸以下に停留していると思われる場合は，坐薬や浣腸，摘便なども検討する．腸閉塞を起こしていないか，骨髄抑制期でないか，直腸粘膜の状態など，処置によるリスクアセスメントを行ってから実施するようにする．

食欲不振や悪心などが便秘に影響していると考えられる場合は，制吐薬の種類の変更や補液などを医師と相談する．

対処方法

マッサージや排便のツボ押し，腹部や腰部の温罨法などがある．患者に合ったものを無理なく行えるよう支援する．

■腹部マッサージ，排便のツボの刺激

腹部マッサージには，リラックス，血液循環の改善，内臓の機能調整，神経機能の向上，筋弛緩などの効果がある．

「の」の字を書くように，腸の走行に沿って時計回りに，手のひらあるいは握りこぶしでマッサージすることは患者自身にも簡便に行える方法である．

図 2-2[5]のように排便のツボを 10～15 分ほど刺激することでも効果があるといわれている．

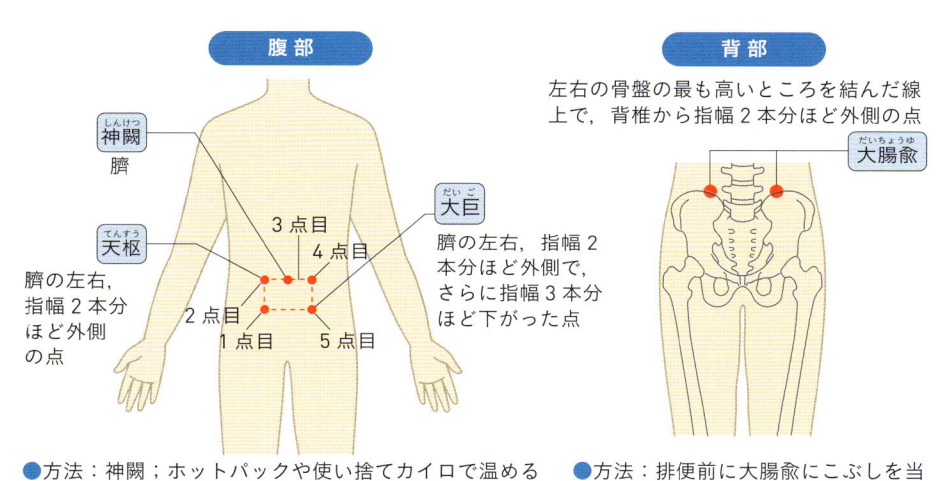

腹部

- 神闕（しんけつ）：臍
- 天枢（てんすう）：臍の左右，指幅 2 本分ほど外側の点
- 大巨（だいこ）：臍の左右，指幅 2 本分ほど外側で，さらに指幅 3 本分ほど下がった点

● 方法：神闕；ホットパックや使い捨てカイロで温める
　　　　天枢；へそを中心に両手を重ねて回す
● 時間・回数：神闕；1 日 1 回，食後 1 時間に 15 分程度
　　　　　　　天枢；便意を催すまで続ける

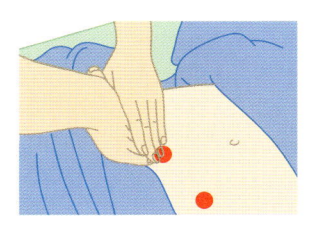

背部

左右の骨盤の最も高いところを結んだ線上で，背椎から指幅 2 本分ほど外側の点

- 大腸兪（だいちょうゆ）

● 方法：排便前に大腸兪にこぶしを当て，グリグリとマッサージする

① 腹部の図 1 点目と 5 点目は，手を重ね合わせ，重なり合った上の手で，ツボの位置をゆっくりと相手が気持ちよいと感じる程度（皮膚が 2～3 cm 沈むぐらい）の力で，5～10 秒押す

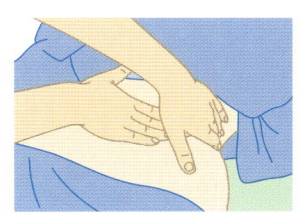

② 腹部の図 2 点目と 4 点目は，一方の手で腹側のツボを上から刺激し，もう一方の手は横腹を腹側に引き寄せるようにして，2 点同時に刺激する（腸の流れを考えて，横から刺激するように引き寄せる）

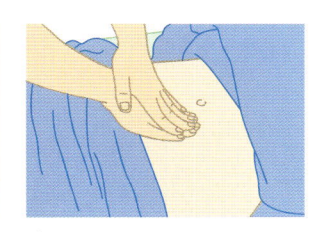

③ 腹部の図 3 点目は，臍の少し横を 1 点目と 5 点目と同じように刺激する

図 2-2 排便のツボとツボを刺激する方法

〔秋元さやか：便秘・下痢．濱口恵子，小迫冨美恵，坂下智珠子ほか，（編）：がん患者の在宅療養サポートブック　退院指導や訪問看護に役立つ看護のポイント，p.97，日本看護協会出版会，2007 より〕

■ 腹部・腰部の温罨法

腸への血流量を増し，腸の働きをよくする効果がある．また，入浴も効果があるといわれている．

4 看護のポイント

1 便秘の原因のアセスメントとケア

前述のように，患者の便秘の要因は抗がん剤だけとは限らないため，抗がん剤の影響だけにとらわれず，何が便秘の原因かをアセスメントし，改善のためのケアを行う．

2 排便状況のアセスメントと下剤の調整

患者の排便頻度や性状，量，便秘の発生時期，腸蠕動などを細やかに確認し，適切な下剤の選択や量の調整を行う．1日1回は排便があることが望ましいが，もともと便秘で毎日排便がない患者もいるため，個人の排便パターンも加味しながら，患者と排便についての目標を共有する．

便の量や性状により，下剤の量をどれくらい増減したらいいか迷う患者は多い．図2-3[6]のような指標を示しておくと患者がセルフケアを行いやすい．

3 患者の排便習慣や生活の改善

便秘は日常生活と直結した症状である．患者の食生活や活動量，排便習慣をともに見直し，改善方法を検討する．

4 排便しやすい環境の調整

入院中で，特に多床室でポータブルトイレを用いて排便したり，床上で排泄せざるをえない場合，同室者への気がねや下の世話を看護師にしてもらうことへの羞恥心から，食事や水分摂取量を控えてしまう患者もいる．また，緊張感が高いと交感神経のはたらきが活発になり，排便を妨げる．できる限りプライバシーの保たれた環境を提供し，臭気に気配りをする，患者の自尊心や羞恥心に配慮することなどが重要である．

5 緊急対応が必要な症状の早期発見と対応

便秘がイレウス（腸閉塞）の徴候の場合もある．イレウスの徴候としては，便秘・排ガスがないこと以外に，腹部膨満，筋性防御，疝痛，伸展痛，圧痛，嘔吐，腸診による金属性腸雑音や打診による鼓音が聞かれる，などがある．イレウスの徴候があらわれたときには，早期に検査を行い対処することが必要である．

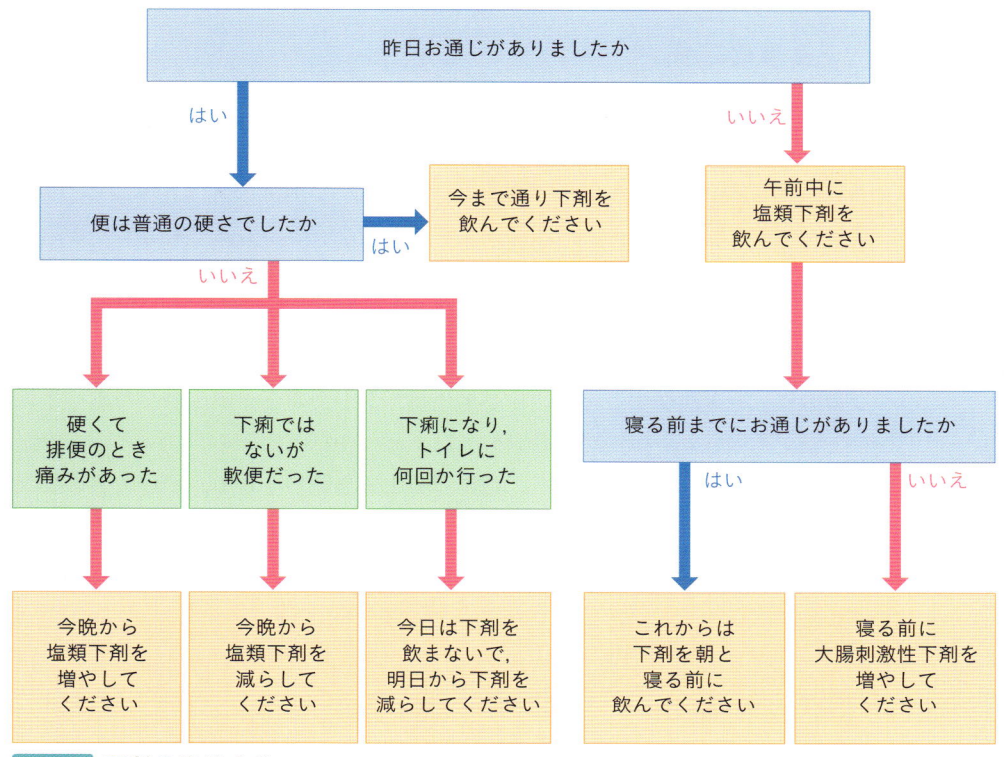

```
                        昨日お通じがありましたか
                    ／はい              いいえ＼
        便は普通の硬さでしたか          午前中に
      ／いいえ     はい→ 今まで通り下剤を    塩類下剤を
                     飲んでください     飲んでください
  ┌────┬────┐                    │
 硬くて  下痢では  下痢になり，       寝る前までにお通じがありましたか
 排便のとき ないが  トイレに        ／はい        いいえ＼
 痛みがあった 軟便だった 何回か行った
  │      │      │         これからは     寝る前に
 今晩から  今晩から  今日は下剤を    下剤を朝と    大腸刺激性下剤を
 塩類下剤を 塩類下剤を 飲まないで，   寝る前に     増やして
 増やして  減らして  明日から下剤を  飲んでください  ください
 ください  ください  減らしてください
```

図 2-3 下剤の調節方法

〔国立がん研究センターがん情報サービス：さまざまな症状への対応　便秘（http://ganjoho.jp/public/support/condition/constipation.html）を一部改変（2016 年 5 月 15 日アクセス））

5 セルフケア支援

1 患者がセルフケアの必要性を理解し，排便状況と便秘対策について医療者と目標や情報を共有できるよう支援する

　患者が便秘に関するセルフケアを行えるようになるためには，患者に便秘を起こしやすい抗がん剤を使うことを説明し，排便コントロールを行う必要性を理解してもらうことと，便の硬さや排便回数などの排便コントロールの目標を医療者と共有しておくことがポイントとなる．

　後述する食事や生活の改善とともに，排便状況の医療者への伝え方，下剤の調整方法，病院に受診すべき症状などの情報を伝え，理解を促す．便の性状を患者と医療者が共通認識するためには，ブリストル便形状スケール（→ p.19，図 1-7）などを活用するとよい．患者は羞恥心などから排便についてあまり語りたがらないこともあるため，排便について話し合うことは大切なことだと伝え，医療者から関心を示し，問いかけることも必要である．

　患者が治療期間中，意欲を持ってよりよい排便対策を行えるよう，患者が実施した対策を継続的に評価し，良い点ならびに改善が必要な点をフィードバックする．

2 食事の工夫

既往歴や患者の状態により食事に制限がなければ，また，食欲不振などの化学療法による薬物有害反応がなければ，便秘をできるだけ予防するよう，食生活を見直し，改善する．食事量が少ないと便秘になりやすいため，3食きちんと摂ることは重要である．特に，朝食は腸を刺激し，排便に影響するため，きちんと食べることが望ましい．便秘解消に効果のある食品を表2-8[7]に示した．食欲不振や悪心・嘔吐があるときには無理をせず，食べられるときに消化のよいものを摂取できるようにする．

水分摂取量が少ないと便が硬くなり，便秘の要因となるため，1日1.5L以上の十分な量の水分を摂取することも便秘解消のポイントである．起床時に冷水や牛乳などを飲むと腸が刺激され，排便が促される．コーヒーや紅茶などのカフェインを含む飲料やアルコールなどは利尿作用があり，消化管の水分を減らすため，便秘改善の効果はない．

3 排便習慣を整える

便意の有無にかかわらず，毎日決まった時間にトイレに行き，排便する習慣をつけるようにする．図2-4[8]のような姿勢が便意を催しやすいといわれる．ただし，10分以上いきむことは勧められない．また，便意があっても排便しないことが続くと神経が麻痺して便意を感じにくくなるため，便意を我慢しないようにする．

4 生活のリズムを整える

排便習慣を整えるためにも，生活のリズムを整えるようにする．散歩やラジオ体操などの適度な運動も腸の動きを促進する．腹筋運動や腹式呼吸も効果があるといわれている．

十分睡眠をとり，ストレスをためないようにすることも重要である．リラックスするときにはたらく副交感神経は，排便を促すはたらきもある．

表2-8 便秘解消に効果的な食品

食物繊維の多い食品	・食物繊維には，腸内で水分を吸収してふくらみ，便の量を増加させ，腸の蠕動運動を促す働きのある不溶性食物繊維と，腸内の老廃物を吸着して排出したり，善玉菌のエサになる水溶性食物繊維がある． ・玄米，大豆，ごぼう，きのこ，たけのこ，乾物，海藻，こんにゃく，穀物類などに多く含まれる．
プロバイオティクス（善玉菌含有食品）	・腸内の善玉菌は腸内環境を改善し，腸の蠕動運動を促す． ・プロバイオティクスを積極的に摂るとともに，エサになる食物繊維とオリゴ糖を摂ることで善玉菌は増加する． ・善玉菌ヨーグルトなどの乳酸菌食品や，納豆，みそ，ぬか漬けなどに多く含まれる．

〔山口建・稲野利美・吉田隆子ほか（編著）：がん患者さんと家族のための抗がん剤・放射線治療と食事の工夫．pp.164-165，女子栄養大学出版部，2007 を参考に作成〕

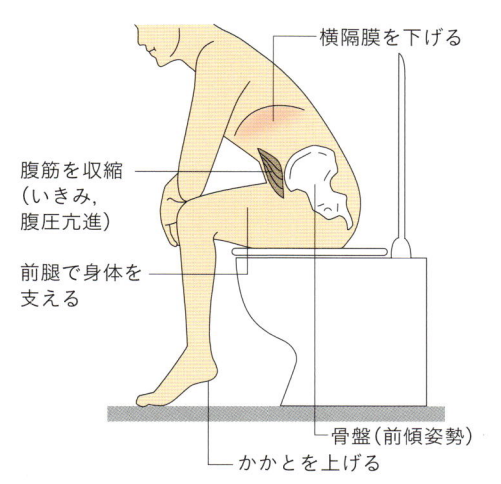

横隔膜を下げる
腹筋を収縮（いきみ，腹圧亢進）
前腿で身体を支える
骨盤（前傾姿勢）
かかとを上げる

やや前かがみの姿勢で横隔膜を下げ，直腸に向かって圧をかける

図 2-4　排便しやすい姿勢

〔角田直枝：便秘の理解と看護．安田聖栄・角田直枝（監修）：消化器系の症状・疾患の理解と看護．p.87，中央法規出版，2012 より〕

引用文献

1) 下井辰徳，北村裕貴，下山達：便秘・イレウス．佐々木常雄，岡元るみ子（編）：新がん化学療法ベスト・プラクティス．p.136，照林社，2012．
2) 中島和子：薬物有害反応マネジメント　便秘・下痢．小澤桂子，足利幸乃（監修）：理解が実践につながるステップアップがん化学療法看護．p.137，学習研究社，2008．
3) 長谷川久巳：便秘．濱口恵子，本山清美（編）：がん化学療法ケアガイド改訂版．p174，中山書店，2012．
4) 日本臨床腫瘍グループ：有害事象共通用語規準 v4.0 日本語訳 JCOG（略称：CTCAE v4.0-JCOG）〔CTCAE v4.03/MedDRA v12.0（日本語表記：MedDRA/J v16.0）対応 -2013 年 4 月 9 日〕http://www.jcog.jp/doctor/tool/CTCAEv4J_20130409.pdf（2016 年 5 月 15 日アクセス）
5) 秋元さやか：便秘・下痢．濱口恵子・小迫冨美恵・坂下智珠子ほか（編）：がん患者の在宅療養サポートブック　退院指導や訪問看護に役立つ看護のポイント．pp.96-97，日本看護協会出版会，2007．
6) がん情報サービス：さまざまな症状への対応　便秘
　http://ganjoho.jp/public/support/condition/constipation.html（2016 年 5 月 15 日アクセス）
7) 山口建，稲野利美，吉田隆子，ほか（編著）：がん患者さんと家族のための抗がん剤・放射線治療と食事のくふう．pp.164-165，女子栄養大学出版部，2007．
8) 角田直枝：便秘の理解と看護．安田聖栄，角田直枝（監修）：消化器系の症状・疾患の理解と看護．pp.86-89，中央法規出版，2012．

（小澤　桂子）

3 放射線治療における排便ケア

1 下痢を起こしやすい照射部位・方法

　　　放射線治療は局所治療であり，放射線が腸に照射される影響で，有害事象として下痢が出現する．したがって，照射野に腸が含まれる可能性が高い，子宮頸がん，前立腺がん，大腸がん，膀胱がんやその他，骨盤部が含まれる照射野が設定されている場合が該当する．なかでも，子宮がんの照射では，下痢は50〜75％に発症するといわれている．

2 放射線性腸炎とは

　　　放射線性腸炎は腹部・骨盤内への放射線治療後に，腸管の機能的・器質的障害を生じる病態で，臨床的な病期から早期障害（early reaction）と晩期障害（late reaction）に区分されている．

■ 早期障害・晩期障害

　　　早期障害が主に粘膜に生じる可逆性の変化であるのに対し，晩期障害は局所の血管内膜炎による血管壁の線維化や肥厚・狭窄などを伴った不可逆性の変化であり，重症化すると種々の合併症とともに放射線誘発大腸がんの発生もみられる．

3 発症時期と症状

　　　15 Gy程度照射された時点で，腸の絨毛上皮に影響が出始め，20 Gyを過ぎると症状が出現する（症状経過の詳細→図2-5）．治療後1週間で症状はピークとなり，その後は徐々に症状は改善していく．ただし，元の排便パターンに戻るには個人差があり，3か月程度かかる場合もある．

　　　症状としては，下痢のほか，便意ひっ迫，しぶり腹，腹痛などが含まれる．下痢の分類としては，腸管粘膜障害性（滲出性）下痢に分類される（→p.9，33）．これは，放射線によって腸の炎症が引き起こされ，腸管壁の透過性が亢進し，多量の滲出液が管腔内に排出されるために起こる．症状は食事により増強するが，絶食しても完全には止まらない．

図 2-5 放射線性腸炎の一般的な症状経過

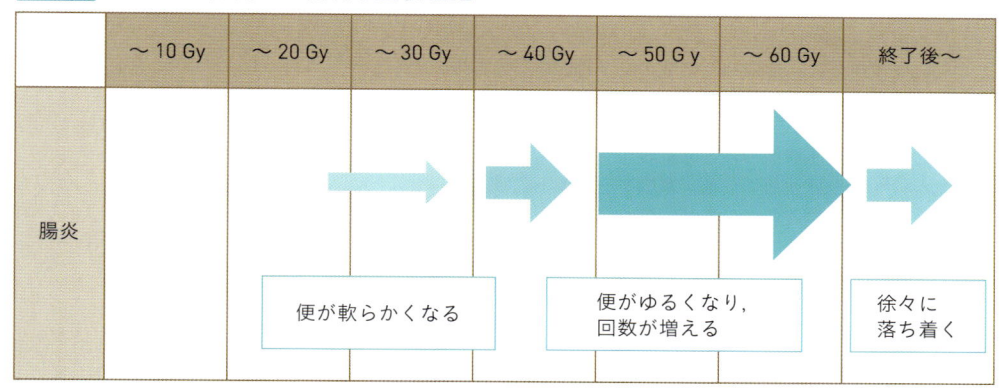

	～10 Gy	～20 Gy	～30 Gy	～40 Gy	～50 Gy	～60 Gy	終了後～
腸炎			便が軟らかくなる		便がゆるくなり，回数が増える		徐々に落ち着く

表 2-9 放射線治療に伴う腸障害の重症化リスク

治療因子	患者側因子
・総線量 ・照射される腸の体積 ・分割回数と1回線量 ・抗がん剤の同時併用療法 ・腹部の外科的手術の既往	・糖尿病 ・炎症性の大腸疾患 ・血管性の疾患 ・膠原病（特に，強皮症） ・喫煙（特に，婦人科がんでの照射で影響があることが知られている） ・ラクターゼ不耐症（乳糖不耐症）

〔Iwamoto RR, Haas ML, Gosselin T(Eds)：Diarrhea. Manual for Radiation Oncology Nursing Practice and Education, 4th editon. p.181, Oncology Nursing Society, 2011 より．〕

4 観察とアセスメント

1 放射線治療に伴う腸障害の重症化リスクのアセスメント

リスク因子を**表 2-9**[1]に挙げる．

2 治療中のアセスメントのポイント

アセスメントの項目を**表 2-10**[2]に挙げる．

放射線性下痢の早期診断・治療においては，まず，疾患に伴う症状あるいは消化器感染症，食事に伴うものなどを除外することが必要である．

表 2-10　放射線治療中のアセスメントのポイント

- がんの病態
- がんに随伴した病態および合併疾患の有無
- 通常の排泄パターンの把握
- 排便パターンの変化；いつ症状が起こるのか，頻度，性状，量，血便などの有無
- 脱水症状の徴候の有無
- 栄養状態；体重，摂取する食事の内容，量
- 熱型の変化，腸蠕動音の聴取や痔核の状態の観察
- 随伴症状の有無：ガスが出るかどうか，腹痛やけいれん，悪心，腹部膨満，便失禁や便意切迫など
- 糖尿病などの既往症の状態
- ストレスのレベルやコーピングパターン，症状の日常生活への影響の程度
- 使用薬剤の種類と処方量，その効果

〔Iwamoto RR, Haas ML, Gosselin T (Eds)：Diarrhea, Manual for Radiation Oncology Nursing Practice and Education, 4th edition. pp.181-182, Oncology Nursing Society, 2011 より〕

5　治療・対処方法

1　薬物療法

腹部・骨盤部への放射線治療で発現する下痢を最小限にする，あるいは治療するための介入のエビデンスについて，米国がん看護学会の PEP リソースでは以下のように紹介されている．

■治療的介入

まず，ロペラミド塩酸塩などの経口アヘン剤は，推奨される介入として紹介されており，半数の患者の症状を緩和することが報告されている．また，有効性が認められる可能性がある介入としては，オクトレオチド酢酸塩の皮下注射が Grade2〜3 の下痢のある患者に対して，ジフェノキシレートを内服するよりも効果があったことが報告されている[3]．

■予防的介入

推奨される介入についての報告はないが，有効性が認められる可能性のある介入として，プロバイオティクスやオオバコ繊維の補給について報告がある．プロバイオティクスに関しては，予防に必要な量や投与時期などが明らかになっておらず，今後の研究が待たれる状況である．また，オオバコ繊維については，専門家の意見 (expert opinion) として，可溶性繊維の摂取を増やすことが支持されていることからも推奨を後押しするものであるが，プロバイオティクス同様，効果的な量や種類などは明らかになっておらず，今後の研究がさらに必要な状況である[3]．

上記以外でも，日常臨床で使用されることが多い薬剤について，一覧として次に示す（**表 2-11, 12**）．

表 2-11 便の軟化が始まった場合に用いられる薬物

症状の程度	使用薬物
軽症	・乳酸菌製剤 ・収斂薬〔タンニン酸アルブミン(タンナルビン)〕 ・吸着薬〔天然ケイ酸アルミニウム(アドソルビン®)〕など
中等症以上の下痢(水様性下痢)，軽症でも長期間下痢が持続する場合	・ロペラミド塩酸塩(ロペミン®)が有効
腹痛が強い場合	・抗コリン薬〔ブチルスコポラミン臭化物(ブスコパン®)〕を用いて消化管蠕動を抑制することも有効

表 2-12 放射線性下痢に用いられる薬物

腸蠕動抑制剤	・ロペラミド塩酸塩(ロペミン®など) ・抗コリン薬(副交感神経遮断薬) ・アヘン(アヘンチンキなど)
収斂薬	・タンニン酸アルブミン(タンナルビンなど) ・ビスマス製剤
吸着薬	・天然ケイ酸アルミニウム(アドソルビン®など) ・ジメチコン(ガスコン®など) ・カルシウム製剤
乳酸菌製剤	・ラクトミン製剤(ビオフェルミン®) ・ビフィズス菌(ラックビー®など)

2 非薬物療法

■ 食事の調整

○低残渣のものを勧める

- 避けたほうが望ましい食材など．
  - 高脂肪食，揚げ物，繊維の多い食材，乳製品，香辛料を使用した食材，カフェイン含有のもの，アルコール類，タバコ
  - 熱すぎるもの，冷たすぎるものは避ける．
- 水分摂取を促す．
  - 1日に最低2L程度摂取する．ただし，腸は吸収障害が起こっているため，一度にたくさんの量を摂取するのではなく，常温のものを，こまめに回数を分けて摂取するように指導する．
  - 多少の塩分や糖分などが含まれているものがよいとされており，スポーツドリンクや繊維質が除かれたソフトドリンクなどもよい．
- 電解質が豊富な食品を選択する．

■ 安静

- 照射後や食後の腸蠕動の活発化を抑えるため，安静にする時間を設ける．
- 不安や恐怖に伴う緊張状態を緩和するための精神的ケアを行う．

6 看護のポイント

　　放射線治療では，治療に伴う有害事象が出現している状況で継続することが多く，下痢症状も同様の経過をたどるため，いかに症状を治療継続に支障がない程度にコントロールするかが重要である．そのため，疾患や治療に伴う副作用についての知識・技術を提供し，看護サポートを行うことが求められるが，治療終盤にさしかかると，症状が増強してくることがあるため，セルフケアが継続できない状況になることもある．したがって，看護師は，患者のセルフケアの力をこまめに査定し，状況に応じたサポートをしていくことがポイントとして挙げられる．

7 セルフケア支援

- 下痢の出現時期や症状経過，症状消失までの時間などについて一般的な情報を提供する．
- 下痢のセルフマネジメントの方略について，以下の内容を説明する．
  - ―排便回数や便の硬さについて，医療的に注意すべき症状（腸のけいれん，水様便や血便，治療をしても下痢が持続するなど）が起こったときには記録するよう伝える．
  - ―脱水の徴候について指導する．
  - ―治療中の食事内容や調理法などについて説明する．
  - ―治療前から下剤を使用している場合には，治療による下痢の出現時期をあらかじめ説明するとともに便性状によって下剤の減量・使用中止を行うことを説明する．
  - ―肛門部のスキンケアについて指導する．
- 治療終了後は，症状がしばらく持続することを伝え，その間は休養・食事療法・皮膚障害のケア・薬物療法を続ける．

8 二次的障害（皮膚障害，痛みなど）の予防と対処

放射線性腸炎から二次的皮膚障害へ

　　放射線性腸炎による排便回数の増加は，肛門部皮膚が機械的刺激を受ける機会を増加させる．また，便の付着などによる物理的刺激を受ける機会もあるため，二次的な皮膚障害に発展する場合は多い．肛門付近は，皮膚が重なり合う部位でもあることから，日常生活動作のなかでも刺激を受け，皮膚炎の発症，あるいは重症化のリスクが高い部位ともいえる．

　　そのため，排便後は温水洗浄便座（ウォシュレットなど）の使用回数を減らすことや使用時も水圧を弱くして使用することを患者に指導する必要がある．また，ふき取りの際，トイレットペーパーだけでは不十分な場合は，サニーナなどの洗浄剤を使用するのもよい．トイレットペーパーの直接の刺激が緩和されるという観点からも予防あるいは対処策として効果的である．

放射線皮膚炎

　腸炎の重症化リスクだけでなく，放射線皮膚炎のリスクが高い場合には，被覆材を使用することも予防策の1つである．被覆材をあらかじめ貼付しておくことで，皮膚と皮膚が擦れる際の刺激や便にさらされることも防げるため，皮膚障害の低減につながる．

　当院で肛門管がんへの照射を行った事例では，皮膚障害の予防のために，鼠径部・外陰部の臀裂部に被覆材としてオプサイト ジェントルロールを使用し，週1回の交換とし，症状出現時にはエスアイエイドに変更し，皮膚炎の管理を行った．また，皮膚障害による痛みに対する薬物療法としては，皮膚障害の治療で用いる軟膏に混ぜる形で，アミノ安息香酸エチルを使用している．

文献

引用文献

1) Iwamoto RR, Haas ML, Gosselin T(Eds)：Diarrhea. Manual for Radiation Oncology Nursing Practice and Education, 4th edition. p.181, Oncology Nursing Society, 2011.
2) Iwamoto RR, Haas ML, Gosselin T(Eds)：Diarrhea. Manual for Radiation Oncology Nursing Practice and Education, 4th edition. pp.181-182, Oncology Nursing Society, 2011.
3) 鈴木志津枝，小松浩子(監訳)，日本がん看護学会翻訳ワーキンググループ(訳)：第9章下痢．がん看護PEPリソース　患者アウトカムを高めるケアのエビデンス．pp.126-128，医学書院，2013.

参考文献

1) Iwamoto RR, Haas ML, Gosselin T(Eds)：Diarrhea. Manual for Radiation Oncology Nursing Practice and Education, 4th edition. pp.180-183, Oncology Nursing Society, 2011.
2) Hauer-Jensen M, Denham JW, Hovdenak N, et al：Small Bowel and Colon. Shrieve DC, Loeffler J：Human Radiation Injury. pp.421-437, Lippincott Williams & Wilkins, 2011.
3) 大西洋：骨盤照射後の直腸炎・膀胱炎．大西洋，唐澤久美子，唐澤克明(編)：がん放射線療法2010. pp.138-139，篠原出版新社，2010.

〈橋口　周子〉

第 3 章

進行がんに伴う排便ケア

1 播種性病変がある場合の便通対策と症状緩和

　高度進行がんにおける腹膜播種は，播種性病変によるイレウス（腸閉塞）や難治性の腹水による腹部膨満感など治療に苦慮することが多い．特に，消化管閉塞は消化器がんならびに婦人科領域のがん患者に発生しやすく，約3％の頻度に達するといわれている．消化管閉塞に伴う悪心・嘔吐などの症状は，患者に苦痛を与えるだけでなく，QOLを著しく低下させる要因となる．

　本項では，播種性病変があるがん患者の消化管閉塞症状に対する便通対策と症状緩和を中心に解説する．

1 腹膜播種について

　切除不能な高度進行がんの生命予後は，全身化学療法や集学的治療の進歩により著しく延長しているが，腹膜播種に対しては明確な治療方針が決められておらず，依然として予後が悪い．同時性腹膜播種の頻度は，大腸がんでは結腸がんの5.7％，直腸がんの2.6％に認め[1]，胃がんでは非切除患者の51％に及ぶといわれる．

　腹膜播種の機序は，粘膜から発症したがんが成長に伴い腸管壁に深く浸潤していき，漿膜面に達した後にがん細胞が腹腔内に遊離して腹膜に着床するとされている（図3-1）．この際，腹膜直下に存在する腹膜下リンパ管開口部（ストマータ）や，乳斑とよばれるリンパ装置に腹腔内遊離がん細胞が入り込み増殖する[2]．

　腹膜播種の予後が悪い理由として，播種病変以外に肝臓や肺などの他臓器にも同時性の転移を認める症例が多いことや[3]，血液・腹膜関門の存在で薬剤の腹腔内移行性が悪

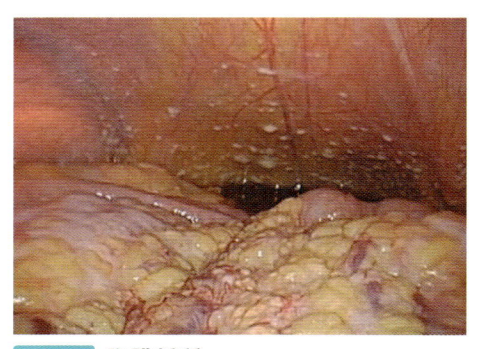

図 3-1　腹膜播種
腹膜・大網に白色の播種病変が散在しており，がん性腹水の貯留を認める．

いため全身化学療法の効果が低いことなどがあげられる[4]．

2 腹膜播種による症状

　腹腔内に遊離したがん細胞が分裂を繰り返すことで増殖し，ある程度大きくなると腸閉塞や腹水，水腎症といったさまざまな病態が生じ，それによる症状が出現してくる（図3-2）．

■ イレウス（腸閉塞）

　イレウスは，漿膜面に播種した病変が小腸や大腸の内腔を圧排し狭窄をきたし，通過障害を引き起こすことで起こる．これにより，狭窄部より口側の腸管に食物や腸液，便が貯留して腹痛や嘔吐，腹部膨満感などの症状が引き起こされる．また，腸内容の貯留により腸内圧が亢進すると，腸管壁の血管が圧迫され血行障害を起こし，腸管が浮腫状となり消化液などの吸収が障害され，脱水や電解質異常を引き起こす．さらに悪化すると，腸内細菌の異常増殖などを引き起こして敗血症につながる．イレウスはほかにも，拡張腸管による横隔膜の圧排による呼吸苦や静脈還流障害による腎機能の悪化なども引き起こす．

■ 腹水

　腹膜播種の進行に伴って，がん性腹膜炎により腹水も増加するが，これはがんによる炎症やリンパ管の閉塞などが原因と考えられている．腹水の増加による臓器の圧迫によって，腹部膨満感や呼吸苦，食欲低下をきたす．

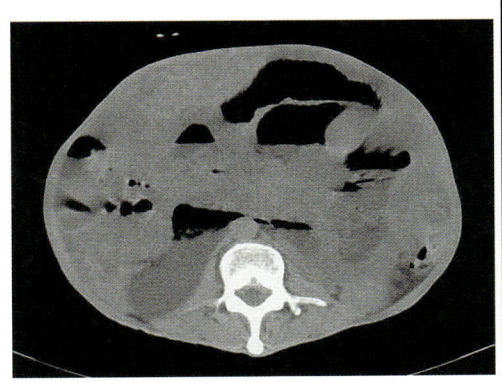

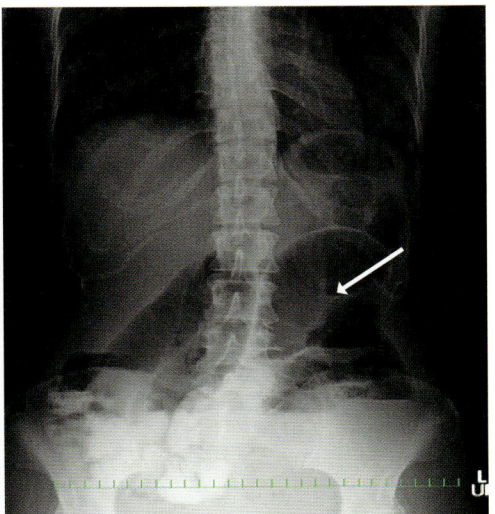

a．CT画像
　腹腔内播種病変に占拠されており，小腸の拡張を認める

b．単純腹部X線写真
　小腸の拡張と鏡面像を認める

図 3-2 腹膜播種による消化管閉塞

3 消化管閉塞に対する治療

薬物療法

■消化管閉塞による腹痛

　消化管閉塞による腹痛に対しても，ほかのがん性疼痛と同様に非オピオイド鎮痛薬やオピオイド鎮痛薬の投与が推奨される[5]．また，ブチルスコポラミン臭化物（ブスコパン®）やオクトレオチド酢酸塩（サンドスタチン®）といった消化管分泌抑制薬の投与も，蠕動痛や持続痛に効果があると考えられる．Ripamontiら[6]やMercadanteら[7]は，ブチルスコポラミン臭化物60 mg，またはオクトレオチド酢酸塩0.3 mgの投与により2〜3日で症状の緩和がみられたと報告している（図3-3）．

■消化管閉塞による悪心や嘔吐

　消化管閉塞による悪心や嘔吐に対しては，コルチコステロイドの投与が症状を緩和させる可能性がある[8]．Feuerら[9]の報告ではデキサメタゾン6〜16 mgの投与，Lavalら[10]の報告ではメチルプレドニゾロン40 mgまたは240 mgの投与が有益であると示している．この理由として，十分な根拠はないもののコルチコステロイドの投与が消化管閉塞を再開通させて，その結果として悪心や嘔吐といった症状が緩和されると考えられている．また，オクトレオチド酢酸塩の投与やブチルスコポラミン臭化物も効果がみられるが，オクトレオチド酢酸塩がより症状の緩和に優れていると考えられる[6,7]．

　このほかの薬物療法としては，メトクロプラミド（プリンペラン®），ハロペリドール，ヒスタミンH_1受容体拮抗薬などの投与がある．ただし，メトクロプラミドは，不完全閉塞または麻痺性腸閉塞の患者で，かつ疝痛がないときのみ投与することとし，症状の増悪を認めた場合は速やかに中止する必要がある[8]．

薬物療法以外の治療

■緩和手術

　外科治療において，消化管閉塞を伴うがん患者の苦痛の軽減を図ることを目的とした手術を緩和手術ともいう．Minerらによると，緩和手術や緩和処置による1か月間でみ

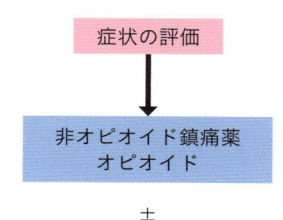

図3-3 消化管閉塞による腹痛に対する薬物治療のフローチャート

表 3-1　消化管の閉塞部位と術式の選択

閉塞部位	術式
胃	胃切除術，胃空腸バイパス術
十二指腸	胃空腸バイパス術
小腸	小腸部分切除術，バイパス術（小腸-小腸，小腸-結腸） 人工肛門造設術
結腸	結腸部分切除術，バイパス術（小腸-結腸） 人工肛門造設術
直腸	直腸切除術，ハルトマン術，人工肛門造設術

た症状緩和率は80％であるが，術後合併症が29％，手術死亡率が11％と高く，全身状態が悪い患者や低栄養の患者は，生存期間が短いと報告している[11]．このようなことから，緩和手術の適応については，標準的な見解が得られておらず，個々の患者ごとに適応を決定しているのが現状である．

　緩和手術は，播種病変の部位や腫瘍の進展状況によって切除術やバイパス術，人工肛門造設術などの術式がある．切除術は閉塞部位が単一であり，合併症などの発現リスクが低い場合に行う．予後不良や合併症などのリスクが高い場合は，バイパス術や人工肛門造設術などの低侵襲な術式を選択する（表3-1）．

■消化管ステントの留置・イレウス管による減圧

　緩和手術を行っても症状の改善が期待しがたい場合や死亡のリスクが予想される場合は，消化管ステントの留置やイレウス管による減圧の適応となることがある．

　胃や十二指腸閉塞に対する消化管ステントの留置は，腹水貯留などにより経皮的内視鏡的胃瘻造設術（percutaneous endoscopic gastrostomy：PEG）の適応とならない場合などに行われる．ステント留置後は，90％近くに症状緩和がみられるが，重篤な合併症を1％，ステントの逸脱を5％，再閉塞を18％に認める[12]と報告されている．大腸閉塞に対する消化管ステントも留置後は90％以上に閉塞の再開がみられたが，消化管穿孔を4.5％，ステントの逸脱を11％に認めた[13]という報告もある．

　イレウス管や経鼻胃管による減圧は，速やかに症状緩和が得られるが，留置が長期間に及ぶと患者の苦痛が増大する．したがって，薬物療法で症状が改善されない場合や胃瘻造設が不適応な場合などが適応となる．

■胃瘻造設

　胃瘻造設は，手術やステント留置が不適応な場合に中長期的な減圧を目的として行われる．腹水貯留がある場合，PEGは相対的禁忌であるが，腹水のコントロールを行うことで合併症のリスクを軽減することができる[14]．

表 3-2 主な下剤の種類

分類	一般名（商品名）	用量・用法	作用機序	効果発現時間	副作用
浸透圧下剤	酸化マグネシウム	1.0〜2.0 g（分 2〜3）	腸管内水分移行軟化作用	8〜10 時間	●下痢
大腸刺激性下剤	センノシド（プルゼニド®）	12〜48 mg（分 1）	腸管筋神経刺激	8〜10 時間	●腹痛 ●下痢
	ピコスルファートナトリウム水和物（ラキソベロン®）	2.5〜15 mg（頓用）		6〜12 時間	

4 腹水に対する治療

　腹水は過剰な輸液により増悪する場合があり，輸液を減量することで減少することもあるため，個々の症例にあわせた適切な輸液を行う必要がある．利尿薬はスピロノラクトンの使用頻度が高くフロセミドが併用されており，その効果は 40％前後である[15,16]．しかし，腹膜播種では効果が低いとされている[15]．

　腹水穿刺の症状緩和効果は 94％であり，1 回の穿刺腹水量が 5 L 以下であれば比較的安全に施行できる[15]．

　頻回の穿刺に伴う苦痛を軽減するためにカテーテルを留置する場合の合併症としては，感染や閉塞，被包化腹水などがある．

5 便通対策

　緩和治療における便秘の原因は，がんによるもの，薬剤によるもの，併存疾患によるものに大別される．特に，播種性病変を有する患者は，腹痛に対してオピオイドが投与されている場合が多いことや，消化管狭窄を有する場合が多いため便秘への対応を十分に行う必要がある．

　がん患者においては，便秘に対する薬物療法として便を軟化させる浸透圧性下剤と蠕動を刺激する大腸刺激性下剤の使用が推奨されている[17]．しかし，消化管狭窄が強い患者に大腸刺激性下剤を使用した場合，蠕動の亢進による激しい腹痛や消化管穿孔をきたす危険性があるため，個々の症例にあわせて使用する必要がある（表 3-2）．

> 　播種性病変に伴う症状発現には，複数の要素が組み合わさっている可能性があることが多い．したがって，症状の緩和を行うにあたっては，注意深く患者に接し，個々にあった治療を選択する必要がある．

引用文献

1) 大腸癌研究会(編):大腸癌治療ガイドライン 医師用 2014 年版. 金原出版, 2014.
2) 辻本洋行, 萩原明於:腹腔内化学療法のための DDS. Drug Delivery System 22(5):522-529, 2007.
3) Jayne DG, Fook S, Loi C, et al:Peritoneal carcinomatosis from colorectal cancer. The British Journal of Surgery 89(12):1545-1550, 2002.
4) Verwaal VJ, Bruin S, Boot H, et al:8-year follow-up of randomized trial:cytoreduction and hyperthermic intraperitoneal chemotherapy versus systemic chemotherapy in patients with peritoneal carcinomatosis of colorectal cancer. Annals of Surgical Oncology 115(9):2426-2432, 2008.
5) 日本緩和医療学会(編):がん疼痛の薬物療法に関するガイドライン 2014 年版. 金原出版, 2014.
6) Ripamonti C, Mercadante S, Groff L, et al:Role of octreotide, scopolamine butylbromide, and hydration in symptom control of patients with inoperable bowel obstruction and nasogastric tubes:a prospective randomized trial. Journal of Pain and Symptom Management 19(1):23-34, 2000.
7) Mercadante S, Fulfaro F, Casuccio A:The impact of home palliative care on symptoms in advanced cancer patients. Support Care Cancer 8(4):307-310, 2000.
8) 日本緩和医療学会(編):がん疼痛の消化器症状の緩和に関するガイドライン 2011 年版. 金原出版, 2011.
9) Feuer DJ, Broadley KE:Corticosteroids for the resolution of malignant bowel obstruction in advanced gynaecological and gastrointestinal cancer. Cochrane Database of Systematic (2):CD001219, 2000
10) Laval G, Girardier J, Lassaunière JM, et al:The use of steroids in the management of inoperable intestinal obstruction in terminal cancer patients:do they remove the obstruction? Palliative Medicine 14(1):3-10, 2000.
11) Miner TJ, Brennan MF, Jaques DP:A prospective, symptom related, outcomes analysis of 1022 palliative procedures for advanced cancer. Annals of Surgery 240(4):719-726, 2004.
12) Dormann A, Meisner S, Verin N, et al:Self-expanding metal stents for gastroduodenal malignancies:systematic review of their clinical effectiveness. Endoscopy 36(6):543-550, 2004.
13) Watt AM, Faragher IG, Griffin TT:Self-expanding metallic stents for relieving malignant colorectal obstruction:a systematic review. Annals of Surgery 246(1):24-30, 2007.
14) Helyer L, Easson AM:Surgical approaches to malignant bowel obstruction. The journal of Supportive Oncology 6(3):105-113, 2008.
15) Becker G, Galandi D, Blum HE:Malignant ascites:systematic review and guideline for treatment. European Journal of Cancer 42(5):589-597, 2006.
16) Newman G, Pudney D:A survey of current practice in the management of recurrent malignant ascites among oncologists and palliative-care physicians in the UK. Clinical Oncology(Royal College of Radiologists)18(2):154, 2006.
17) Larkin PJ, Sykes NP, Centeno C, et al:The management of constipation in palliative care:clinical practice recommendations. Palliative Medicine 22(7):796-807, 2008.

(内藤 正規, 渡邊 昌彦)

2 オピオイド系鎮痛薬使用中の便通対策

がん患者のオピオイド系鎮痛薬（以下オピオイド）による便秘の発生頻度について，明確なものはない．非がんの痛みに対するオピオイド使用中の患者の便秘に関するレビューでは，その発生頻度は15～90％とされ[1]，リスクファクターとしては，オピオイド治療期間，女性，高齢者などが考えられている[2]．オピオイドによる便秘の発生頻度の報告には幅があり，これには研究デザインや対象患者の異質性，便秘の評価方法や定義の問題があると指摘されている[1]．

がん患者の便秘は多要因であり，オピオイドの影響がどの程度かは判断が難しい．しかし，基本的にオピオイドを投与された患者に便秘は高頻度に生じる可能性があること，耐性形成はほとんど起きないことをふまえ[3]，患者の全体像を考えながら，オピオイドによる便秘対策を講じていく必要がある．

1 オピオイドによる便秘の機序

オピオイドによる便秘をはじめとした一連の消化器症状をオピオイド誘発性腸管機能障害（opioid-induced bowel dysfunction：OBD）といい[4]，**表 3-3** に示したとおりオピオイドの消化管への作用によりさまざまな症状が出現する．

便秘は，主には中枢と消化管に存在するオピオイドμ受容体への作用により生じると考えられており[3, 5-11]，膵臓・胆管・腸管からの消化酵素の分泌を抑制し，消化管の蠕動運動も抑制するため，食物消化が遅滞し，腸管での食物通過時間が延長する．さらに食物が腸管で長時間留まるなかで，オピオイドによる水分吸収の増加が進むため，便は硬く乾いたものとなり，その結果便秘が生じる．加えて，オピオイドは肛門括約筋の緊張の亢進や肛門直腸の感受性を低下させるため，便の排出がしにくい状況になる．

便秘は主にオピオイド$μ_2$受容体の作用によって生じると考えられており，フェンタニルは$μ_1$受容体に対する親和性が高く，$μ_2$受容体に対する親和性はモルヒネと比較して低いため，モルヒネよりも便秘が少ないといわれている[3, 10, 11]．

2 便秘対策に用いられる薬剤の種類・特徴・使用方法

オピオイドの便秘対策のための薬剤使用に明確な根拠はないが，メカニズムをふまえ，作用機序の異なる浸透圧性下剤と大腸刺激性下剤を組み合わせることが推奨されている[3, 11, 12]．主な下剤を**表 3-4**に示す．

表 3-3 オピオイドの消化管に対する作用と臨床症状

作用部位	薬理学的作用	臨床症状・影響
上部消化管	・唾液の分泌低下 ・胃の運動性(蠕動の推進)の低下 ・胃内容物排泄遅延(停滞) ・胃の分泌低下 ・下部食道括約筋の運動障害 ・幽門筋の緊張低下	・口腔内乾燥 ・食欲不振 ・悪心・嘔吐 ・胃食道逆流 ・嚥下障害 ・胸やけ ・薬物の吸収遅延
小腸	・腸の運動性(蠕動)の異常(腸の局所的な収縮)・低下 ・水分吸収の増加 ・膵・胆管・腸管の分泌の低下 ・オッディ括約筋の収縮	・腸管内容停滞(消化の遅延,薬物の吸収遅延) ・硬く乾いた便 ・心窩部不快感 ・腹痛 ・腹部けいれん
大腸	・腸の運動性(蠕動)の異常(腸の局所的な収縮)・低下 ・水分の吸収の増加 ・肛門括約筋の緊張亢進 ・直腸拡張による反射の低下	・硬く乾いた便 ・残便 ・いきみ ・腹部膨満 ・鼓腸 ・腹部けいれん ・腹痛

(・Pappagallo M：Incidence, prevalence, and management of opioid bowel dysfunction. The American Journal of Surgery182(5A Suppl)：11S-18S, 2001.
・Kurz A, Sessler D：Opioid-induced bowel dysfunction：pathophysiology and potential new therapies. Drugs 63 (7)：649-671, 2003.
・Olesen AE, Drewes AM：Validated tools for evaluating opioid-induced bowel dysfunction. Advances in Therapy28 (4)：279-294, 2011.
・Vanegas G, Ripamonti C, Sbanotto A, et al：Side effects of morphine administration in cancer patients. Cancer Nursing 21(4)：289-97, 1998 より作成)

1 浸透圧性下剤

浸透圧性下剤は，便を軟らかくする薬剤で，主に小腸に作用し腸管内の水分を移行させて便を軟化させる．

■塩類下剤

吸収されにくい陽イオンと腸管内の水分を増加させる浸透圧効果を発揮する陰イオンからなり，腸管全体で浸透圧効果を発揮する．腸管内容物の軟化・増大で，その刺激により小腸の分泌を増加させ，腸管運動を刺激する[13]．

■糖類下剤

ラクツロースは，小腸で分解・吸収されず，大腸で腸内細菌により分解されて乳酸や酢酸ができ，この酸が刺激となり腸蠕動の亢進と便の容量増加により排便を促す[13,14]．

2 大腸刺激性下剤

大腸刺激性下剤は腸を動かす薬剤で，大腸の筋層間神経叢を直接刺激し，遠位回腸と結腸で管腔内内容物の水分と電解質の吸収を減少させ，蠕動を亢進させる．共通の副作

表 3-4 主な下剤

分類		一般名 [おもな商品名]	用量・用法	作用機序	効果発現時間	副作用, 留意点
経口薬	浸透圧性下剤	塩類下剤 ●酸化マグネシウム [マグラックス®(錠)] [マグミット®(錠)]	1〜3 g/日 (分 2〜3)	腸管内水分移行軟化作用	8〜10 時間	・腎機能障害のある患者には注意(腎障害のある患者で, 吸収されたマグネシウムの排泄が遅延し, 血中マグネシウム濃度が上昇するおそれあり) ・ニューキノロン系やテトラサイクリン系抗菌薬の吸収を阻害するため同時に内服させない
		糖類下剤 ●ラクツロース		腸管内水分移行蠕動亢進	1〜3 日	・鼓腸 ・腎障害でマグネシウム製剤が使用しにくいときも投与可能 ・甘味を嫌う患者では服用が困難な場合がある ・細菌叢の変化により, 下剤としての効果に耐性が生じる可能性が示唆されている
		[ラクツロース(シロップ)]	15〜60 mL/日 (分 2〜3)			
		[モニラック®(シロップ)]	19.5〜39 g/日 (分 2〜3)			
		[カロリール®(ゼリー)]	48.1〜96.2 g/日 (分 2〜3)			
		●D-ソルビトール [D-ソルビトール(液)]	20 mL/回		0.5〜3 時間	・下痢
	大腸刺激性下剤	アントラキノン系誘導体 ●センナ センノシド		腸管筋神経への刺激	8〜10 時間	
		[アローゼン®]	1〜3 g (分 2〜3)			・腹部不快感, 下痢, 腹痛 ・尿の色調変化あり
		[プルゼニド®]	12〜48 mg (分 1)			・腹部不快感, 下痢, 腹痛 ・センナが主成分となっている ・電解質の変動に注意 ・プルゼニド1錠=ラキソベロン液6滴
		ジフェニール系誘導体 ●ピコスルファートナトリウム水和物		大腸粘膜刺激	7〜12 時間	・腹部不快感, 下痢, 腹痛 ・習慣性が比較的少ない ・液剤は1滴単位で微調整が可能だが, 手技的な問題で自分で滴数の調整が難しい場合もある ・ラキソベロン液15滴=1 mL ・ラキソベロン錠1錠=ラキソベロン液5滴
		[ラキソベロン®(液)]	10〜15 滴 (分 1〜3)			
		[ラキソベロン®(錠)]	2〜3 錠(分 1)			
	その他	●ルビプロストン [アミティーザ®(カプセル)]	48 μg/日(分 2)	ClC-2 マクロライドチャネルを活性化し, 腸管内への水分分泌を促進		症状の改善や副作用が認められた場合は, 症状に応じて減量, 休薬または中止し, 漫然と継続投与しない

(つづく)

表 3-4 主な下剤（つづき）

分類		一般名 [おもな商品名]	用量・用法	作用機序	効果発現時間	副作用, 留意点
経直腸薬	大腸刺激性下剤	●ビサコジル [テレミンソフト®(坐薬)]	1個/回（頓用）	腸管筋神経への刺激	5〜60分	・腹部不快感, 下痢, 腹痛, 残便感 ・肛門裂創の悪化, 急性腹症 ・粘膜刺激性が強いため直腸に炎症があるときは注意が必要
	その他	●炭酸水素ナトリウム [新レシカルボン®(坐薬)]	1回/個（頓用）	直腸内で炭酸ガスを発生し, 直腸粘膜を刺激	10〜30分	・腹部不快感, 下痢, 腹痛, 残便感
		●グリセリン [グリセリン浣腸(液)]	10〜150 mL （頓用）	便の潤滑軟化作用 直腸壁の刺激	直後	・直腸粘膜にびらんがあるときには不適 ・腸管穿孔や腸管出血, 強度の全身衰弱のある患者においては禁忌 ・腹部炎症, 頭蓋内圧亢進, 重篤な心疾患, 高血圧のある患者, 高齢者では慎重に行う

〔・日本緩和医療学会 緩和医療ガイドライン作成委員会編：がん疼痛の薬物療法に関するガイドライン 2014 年版. 金原出版, 2014.
・独立行政法人国立がん研究センター中央病院薬剤部：オピオイドによるがん疼痛緩和, 改訂版. エルゼビア・ジャパン, 2012.
・金島正幸, 細沼里江, 京坂紅, ほか：オピオイド鎮痛薬の副作用対策　基本的対応と新たな潮流. がん患者と対症療法 25(1)：24-30, 2014.
・今井堅吾：がん患者の排便マネジメント　病態に応じた薬物療法. 薬事 57(4)：587-593, 2015 を参考に作成〕

用として, 腸蠕動の亢進による腹痛, 下痢, 悪心・嘔吐, 腸鳴などがあり[13], 消化管狭窄が疑われる場合や蠕動による腹痛が強い場合は使用できない[11]. また, 一度に内服することで腹痛が生じる場合, 分服にすることもある[14, 15].

■センナ, センノシド

胆汁で加水分解されて小腸より吸収され, 血行性または直接的に大腸粘膜を刺激し腸蠕動を亢進させる[13].

■ピコスルファートナトリウム

ほとんど吸収されることなく大腸に達し, 大腸細菌叢に分解され活性型ジフェノール体を生じ, これが大腸粘膜を刺激し, 蠕動運動の亢進とともに水分吸収を阻害する[14].

■ビサコジル坐剤

直腸の結腸細菌叢によって脱アセチル化され, 活性型へ変換することで結腸や直腸の粘膜に選択的に作用して蠕動亢進をおこす[13].

3 その他の便秘に対する治療薬

浸透圧性下剤および大腸刺激性下剤で対応が難しい場合には, その他の作用の治療薬の使用を考慮する.

■漢方

散剤が嫌でない場合などは漢方の使用も検討する. 大腸刺激性下剤様のはたらきをするダイオウが含まれる漢方薬である大黄甘草湯や, 麻子仁丸, 桃核承気湯, 潤腸湯, 桂枝加芍薬大黄湯などがある[10, 11, 13, 14, 16]. また, 大建中湯は, 冷えを改善し腸管の働きを高めて腸の蠕動運動を調整するもので, 麻痺性イレウス, ガスが多い場合などで適応となる[10, 13].

■その他

　2012年に発売された小腸粘膜上皮細胞に存在するClC-2クロライドチャネルを活性化するルビプロストン（アミティーザ®）は，慢性便秘症（器質的疾患による便秘を除く）に対する適応であるが，小腸上皮局所のクロライド分泌抑制の改善，ニコチン性アセチルコリン受容体作動薬としてはたらき，コリン作動性ニューロン抑制を改善する神経調整からクロライド分泌を促進するという機序で，オピオイドによる便秘に有用ではないかと期待されている[3, 10, 11, 13, 14]．末梢作動型ナロキソンは，消化管のオピオイド受容体のみに作用する下剤であり，今後発売が予定されている[4, 14]．

　その他，悪心や胃のもたれを伴う腸蠕動低下にメトクロプラミド（プリンペラン®），腸管麻痺由来の便秘にエリスロマイシン（エリスロシン®），麻痺性イレウスによる便秘に対してミソプロストール（サイトテック®）やジノプロストなどのプロスタグランジン製剤[13]がある．胃や大腸に存在する5-HT$_4$受容体を刺激し，アセチルコリンの作用を強め消化管の運動を促進させるセロトニン受容体作動薬であるモサプリドクエン酸塩水和物（ガスモチン®），注射薬ではネオスチグミン，パンテノール（パントール®）などがある[9-11]．

4　オピオイド使用時の下剤の調整法

　オピオイド開始時には，その時点で便秘がなくても下剤を開始する．

- オピオイド開始前に便秘がなければ，浸透圧性下剤から開始し，2日排便がなければ頓用として大腸刺激性下剤を併用する．
- オピオイド開始前から便秘がある場合は，はじめから浸透圧性下剤と大腸刺激性下剤を併用する[16]．
- オピオイド開始前より患者が下剤を内服している場合は，無理に変更せず，どのような作用をもつ薬剤かを把握し，それを主体に下剤を調整する．その後は，便の硬さにより浸透圧性下剤を増減させ，便の回数，量，排便困難度，排便前の腹痛の有無，腹部の蠕動状況，排ガス状況から，大腸刺激性下剤を増減させる．

　便秘によるオピオイドへの抵抗感が生じたり，下剤の過量投与による下痢で，体力低下や下剤への抵抗感につながる可能性があるため，浸透圧性下剤から徐々に開始し，排便状態を確認しながら，両者を併用していくようにする[16]．また，体力低下や膀胱直腸障害などがある場合は，坐薬や浣腸の定期的な使用も検討する．

　下剤の調整には絶対的な方法はなく，患者なりの調整法を確立することが重要なため，薬剤の飲みやすさや調節性，患者自身の管理のしやすさから薬剤の剤形の検討をするなど，きめ細かに日々の状態を確認し，調整を行うようにする．

3 観察とアセスメント

1 オピオイド導入時の観察とアセスメント

■腹部状態と排便状態の確認

オピオイド導入時には問診と腹部の触診・聴診を行い，患者の腹部状態と排便状態を詳細に確認する．通常の排便状況を患者に尋ね，排便の頻度（最終の排便），下剤の服用の有無とその内容，排便のために行っていること，便秘や下痢の経験の有無やそのときの対処法など，それまでの排便状況，患者の認識，対処法についてよく聞き取る．また，患者が表現する便秘や下痢は，患者の主観的なとらえ方を反映したものである（例えば「下痢気味です」と言うのは，便は1日1回であるが，性状が泥状〜水様便）．それゆえ，便の回数，性状，量などを確認する必要がある．

■便秘のリスクと継続的な観察ポイントの明確化

がん患者の便秘の原因は多様である．患者の現在の病状と病態，治療状況，使用薬剤，食事・水分摂取量，活動量，既往疾患で，便秘に影響する要因はないかを把握し，便秘のリスクと継続的な観察のポイントを明確にする．

腹部の聴診・触診により，蠕動の状態，圧痛の有無，腹部の柔らかさや宿便の有無（便塊が触れないか）などを確認するようにする．また，直腸診により直腸内の便の有無や硬さ，肛門括約筋の緊張状態などを確認したり，便秘の重症度や原因病態の把握のために，単純腹部X線写真の撮影も有用である[3]．

2 オピオイド使用中の観察とアセスメント

オピオイド開始後も，観察とアセスメントを行う．レスキュー薬を含むオピオイドの使用量，下剤の調整状況，排便状態，排便に影響する要因について継続的に把握する．排便の有無，便の性状，回数，量，排便時の感覚（緊張，痛み，困難感），便中の血液や粘液の有無を患者に確認する．さらに，腹痛，鼓腸，排ガス状況，ガスの貯留，悪心，不快感，頭痛，口臭などの症状の有無も確認する[3]．

便秘では結腸の通過が大幅に延長する．そのため便の回数よりも腸管通過時間を反映する便の形状を確認することが大切である．ブリストル便形状スケール（→p.19，図1-7）を用いて，便の形状と硬さを確認するのもよい[7, 10, 17]．便秘の主観的評価ツールとして，症状評価同様のVisual Analogue Scale（VAS）や，日本語版CAS（Constipation Assessment Scale）もある[3, 18]（→p.20，表1-9）．これらを継続して観察と評価を行っていく．

3 注意が必要な病態（宿便と消化管閉塞）

宿便や消化管閉塞がないかを確認しておくことは重要である．

■宿便

宿便による溢流性下痢では，毎日排便があり，一見便秘ではないように思われるが，実際には大腸内に硬い便塊の残留がある[18]．腹部の触診や直腸診，単純腹部X線写真で確認するようにする．

■ 消化管閉塞

消化管閉塞と気づかずに下剤を漫然と使用することで，疝痛や消化管穿孔をきたすこともある．

不完全な消化管閉塞では，少量ずつ排便がみられることがあり[13, 22]，大腸刺激性下剤を使用すると排便前に疝痛や嘔吐を生じることがある．

消化管の完全閉塞では，浸透圧性下剤によって腸管内の水分が増加し，腹痛，腹部膨満感，嘔吐の原因となり，大腸刺激性下剤は蠕動を亢進させることになる[13]．

4 日常生活の支援

オピオイドと下剤の必要性についての理解をサポート

非がんでオピオイド服用中の患者322名の調査では，下剤を服用していても81％が便秘で，全体の3分の1の患者が便秘の緩和のためにオピオイドを減らしたり，スキップしたり，中止した経験があり，それによって92％で痛みが増強したという報告がある[19]．オピオイドは，がん患者にとって痛みを中心に症状を和らげQOLを維持・向上するためのキードラッグである．しかし，便秘によるつらさ，下剤内服による下痢の恐怖から，オピオイドの使用を躊躇したり，中止したいと思う患者は少なくない．そのため，繰り返し下剤の服用と調整の必要性が理解できるよう説明する必要がある．

排便状況をふまえた目標設定

また，もともとの排便状況をふまえ，どのくらいの頻度で排便があるようにするかの目標設定をすること，特に抗がん剤などの治療により便秘のリスクが高いときには通常より排便の頻度が多くなることを目標とするなど，患者と話し合い，決定する．排便時刻は，仕事やその他の日中の活動や，夜間であれば睡眠への影響も生じるものである．薬剤の作用時間や排便以外の消化管症状をふまえ，生活への影響が少ない時間に排便が生じるパターンとなるよう，下剤服用のタイミングや量を考えるようにする．

患者自身が生活の中で実践しやすい方法を見出す

患者が便秘予防や便秘の対処法として，水分摂取や活動，食物繊維の摂取，腹部マッサージや腹部の温罨法，ツボ刺激など[20]を行っている場合もあり，病態をふまえ悪影響でなければ，それを継続してもらい，患者自身が生活のなかで実践しやすい方法が行えるようにする．

5 二次的障害（悪心，食欲不振など）への対処

症状の原因・誘因のアセスメント

表3-3（→p.65）のようにオピオイドは便秘以外にもさまざまな消化管症状を生じる可

能性がある．また，便秘による随伴症状として，下腹部不快感，腹部膨満感，腹痛，放屁，食欲不振，口臭，舌苔，悪心・嘔吐などがある[21]．症状がオピオイドそのものによるものか，便秘による二次的障害なのか，あるいはオピオイド以外の影響が背景にありそれにより便秘やその他の症状が複合的に生じたものであるのか，症状の原因・誘因をアセスメントすることが大切である．

症状の出現パターンや経過，程度などを詳細に振り返ること，必要に応じて単純腹部X線などの画像検査や血液検査などを合わせてアセスメントする必要がある．そのうえで，患者の病状をふまえ，便秘の原因・誘因に対する治療やケアとして何ができるかを考えるようにする．例えば，高カルシウム血症では，中程度までは便秘のほか，食欲不振，倦怠感，悪心・嘔吐，多尿を認めるため，高カルシウム血症に対する治療で便秘やその他の二次的障害の症状改善が期待できる[10]．また，先述した消化管閉塞では，閉塞の程度と腹痛や悪心・嘔吐などの症状を慎重に観察しつつ，下剤を調整していくことが症状改善となることもある[13]．

オピオイドが主な便秘の原因で，それにより二次的障害が生じている場合

オピオイドが主たる便秘の原因であり，それにより二次的障害が生じていると考えられる場合は，下剤の調整の再検討や治療薬の追加，オピオイドでの症状緩和の状態をふまえ，オピオイドの減量も選択肢となる．また，オピオイドの種類の変更（モルヒネあるいはオキシコドンからフェンタニルへ）や，オピオイドの投与経路の変更（経口から静注や皮下注へ）も検討する．

そのほか，腹痛や腹部膨満感，腹部不快感などでは，患者が不快でなければ，温罨法やマッサージが心地よさとともに便秘の改善につながる可能性がある．口臭や舌苔，悪心・嘔吐などでは，口腔ケアを継続して行うことや，含嗽などにより症状を和らげる場合がある．水分摂取や運動，食物繊維も有用とされている[3]．二次的障害に対する症状緩和の薬剤を使用する場合は，さらに便秘を強める可能性もあるため，薬剤の消化管への作用をふまえて使用する．使用後に評価し，漫然と使用せず，再度患者の病状をふまえた症状のアセスメントを行うことが重要である．

引用文献

1) Panchal SJ, Müller-Schwefe P, Wurzelmann JI：Opioid-induced bowel dysfunction：prevalence, pathophysiology and burden. International Journal of Clinical Practice 61(7)：1181-1187, 2007.
2) Dorn S, Lembo A, Cremonini F：Opioid-Induced Bowel Dysfunction：Epidemiology, Pathophysiology, Diagnosis, and Initial Therapeutic Approach. The American Journal of Gastroenterology 2(1)：31-37, 2014.
3) 日本緩和医療学会　緩和医療ガイドライン作成委員会（編）：がん疼痛の薬物療法に関するガイドライン2014年版．p.59，金原出版，2014.
4) 恒藤暁：系統緩和医療学講座　身体症状のマネジメント．pp.126-134，最新医学社，2013.
5) Pappagallo M：Incidence, prevalence, and management of opioid bowel dysfunction. The American Journal of Surgery 182(5A Suppl)：11S-18S, 2001.
6) Kurz A, Sessler D：Opioid-induced bowel dysfunction：pathophysiology and potential

new therapies. Drugs 63(7)：649-671, 2003.
7) Olesen AE, Drewes AM：Validated tools for evaluating opioid-induced bowel dysfunction. Advances in Therapy 28(4)：279-294, 2011.
8) Vanegas G, Ripamonti C, Sbanotto A, et al：Side effects of morphine administration in cancer patients. Cancer Nursing 21(4)：289-297, 1998.
9) 独立行政法人国立がん研究センター中央病院薬剤部：オピオイドによるがん疼痛緩和，改訂版．pp.158-165，エルゼビア・ジャパン，2012．
10) 今井堅吾，立石るか：便秘のメカニズムと治療．がん看護 20(2)：160-171, 2015．
11) 金島正幸，細沼里江，京坂紅，ほか：オピオイド鎮痛薬の副作用対策　基本的対応と新たな潮流．がん患者と対症療法 25(1)：24-30, 2014．
12) Woolery M, Bisanz A, Lyons HF, et al：Putting evidence into practice：evidence-based interventions for the prevention and management of constipation in patients with cancer. Clinical Journal of Oncology Nursing 12(2)：317-37, 2008.
13) 今井堅吾：がん患者の排便マネジメント　病態に応じた薬物療法．薬事 57(4)：587-593, 2015．
14) 森田達也：緩和治療薬の考え方，使い方．中外医学社，2014．
15) 後明郁男，真野徹（編）：1ランクアップをめざす！　がん疼痛治療．南山堂，2013．
16) 松尾直樹：症状の診かたと考え方 5 消化器症状（便秘・下痢）．薬事 55(10)：1713-1720, 2013．
17) Nigel SP：Constipation and diharrhoea. Cherny N, Fallon M, Kaasa S, et al（Eds）：Oxford Textbook of Palliative Medicine, 5th ed. pp.675-685, 2015.
18) 深井喜代子，阪本みどり，大倉美穂：便秘のケアのエビデンス．深井喜代子（監修）：ケア技術のエビデンス　実践へのフィードバックで活かす．pp.268-279，へるす出版，2006．
19) Bell TJ, Panchal SJ, Miaskowski C, et al：The prevalence, severity, and impact of opioid-induced bowel dysfunction：results of a US and European Patient Survey（PROBE 1）．Pain Medicine 10(1)：35-42, 2009.
20) 長谷川久巳：便秘．濱口恵子，本山清美（編）：がん化学療法ケアガイド，改訂版．pp.173-180，中山書店，2012．
21) 山口由子：便秘・下痢．相馬朝江（編）：目でみる症状のメカニズムと看護．pp.66-71，学研，2005．
22) 山口崇，木澤義之：悪性消化管閉塞とオクトレオチド．緩和ケア 25(5)：367-370, 2015．

（長谷川　久巳）

3 下血の原因とケア

　がん患者では，がんの進行に伴いさまざまな身体症状が出現する．その1つに血液が便に混ざって排出される下血がある．がん患者に起こる下血の原因には，腫瘍が崩壊したことによる出血，化学療法や放射線治療などによる消化管の粘膜障害などがある．がん終末期の患者は，徐々に臓器の機能低下を起こし，不可逆的に多臓器不全の道をたどる[1]．このため，下血はがんの進行する過程で発生する消化器症状であり，患者が死への不安を訴えることもある．

　本項では，まず一般的な下血について解説し，その後に進行がん患者の下血について述べる．

1 一般的な下血とその対応

下血とは

　下血とは食道から肛門までの消化管からの出血を肛門から排泄することをいう．

　下血は，間欠的に少量ずつ出血するのであれば，患者は無症状かめまいや立ちくらみを起こす程度であるが，循環血液量の15％以上の出血が起こると，血圧低下や頻脈をきたす（表3-5）．少量の出血の場合は肉眼で確認できないこともあり，便潜血反応検査で陽性となり発見される．便に混入した血液が肉眼的に確認できる場合は，顕性出血とよばれる．

　出血が起こった部位や下血の色調による分類を以下に示す．

■出血部位による分類（図3-4）

○上部消化管出血

　食道，胃，十二指腸など十二指腸空腸曲のトライツ靱帯より口側の出血をいう．

○下部消化管出血

　トライツ靱帯より肛門側の小腸，大腸からの出血をいう．

■色調による分類

○黒色便

　通常は上部消化管由来の出血であるが，時に小腸や右半結腸由来の出血のこともある．便が黒色を呈するのは血液内のヘモグロビンが胃酸や腸内細菌によりヘマチンに変換されることによって起こったもので，血液が少なくとも半日程度消化管内に留まり腸内細菌による分解を受けたことを示している．

表 3-5 循環血液喪失量と身体症状

循環血液量の喪失量	症状
15％以下	・無症状または立ちくらみ，めまい ・軽い末梢血管の収縮
15〜30％	・四肢冷感，冷汗，蒼白 ・頻脈，脈圧の狭小化 ・倦怠感
30〜40％	・血圧低下 ・チアノーゼ ・不穏
40％以上	・昏睡 ・生命危機

※循環血液量のおよその量は以下の計算式を使用
　循環血液量(mL)：体重(kg)× 0.07×1000

図 3-4 出血部位による分類

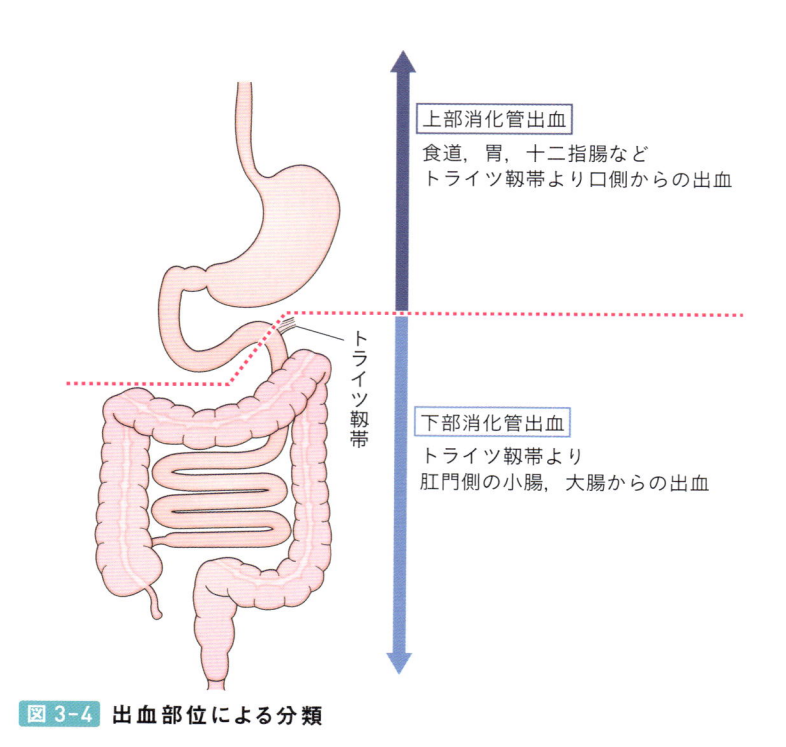

上部消化管出血
食道，胃，十二指腸など
トライツ靱帯より口側からの出血

トライツ靱帯

下部消化管出血
トライツ靱帯より
肛門側の小腸，大腸からの出血

○ タール便

　道路舗装に使用するコールタール状（海苔の佃煮のような）の排便で，出血量が 50〜100 mL 以上になるとみられ，時として血液のみが排泄されることがある．

○ 暗赤色便，鮮紅色便

「血便」ともいわれ，下部消化管，特に結腸から肛門までの肛門から比較的距離の近い部位の出血によることが多く，肛門に近いほど鮮紅色となる．しかし，上部消化管出血で腸管内での停滞時間が短い場合にも，血便となることがある．

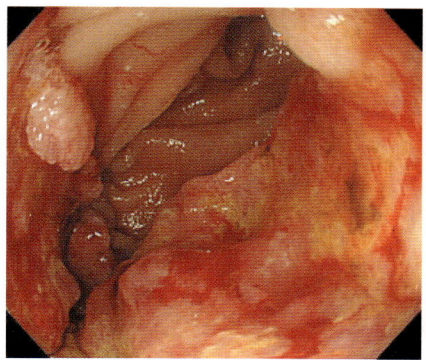

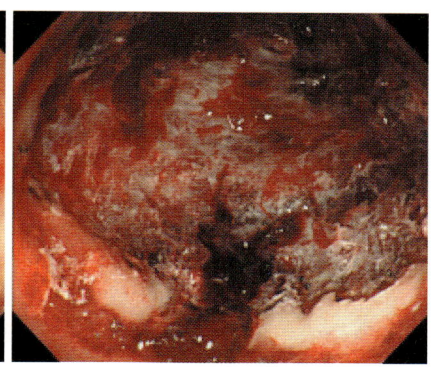

a. 十二指腸がん
　下血あり．Hb：6 g/dL

b. 胃がん
　抗凝固薬内服中．吐下血あり

図 3-5 内視鏡画像

下血時の治療と対応

■少量の下血

　内視鏡検査を施行し同時にクリップやエピネフリン（ボスミン®）もしくは硬化剤との併用などによる止血処置を行う．内視鏡で止血が困難な場合は，開腹手術で出血臓器の切除に移行することもある．

■大量の下血

　血液により消化管内の観察ができないため内視鏡検査が困難なことが多い．患者の全身状態にもよるが点滴や輸血，絶飲食で消化管の安静を図るなどの保存的治療が中心となる（図 3-5）．

■腫瘍からの出血，止血困難，手術不能の場合

　腫瘍からの出血や止血困難な位置，手術不能の場合では，動脈塞栓術を施行することもある．いずれの場合も，患者の全身状態やがんの進行状況，出血量によって処置・治療方法は異なる．

2 進行がん患者における下血

下血の原因

　下血の原因は大きく分けると，①進行した腫瘍からの出血，②治療に関連した出血の2つである．

■進行した腫瘍からの出血（図 3-5）

　がん組織は血管に富むため，がんが大きくなるにつれて腫瘍血管に破綻が生じ，出血をきたすことがある[2]．消化管は食事を摂取し排泄するまでの経路で，常に物体が通過している．そのため消化管に腫瘍が増大した場合には，摩擦によって出血を繰り返すことがある．また，子宮がんや膀胱がん，前立腺がんなどの場合は，小腸や結腸，直腸な

どと近接しているため，浸潤や転移によって，消化管内に出血源となる腫瘍が出現することもある．このような腫瘍からの出血の治療は患者の病状や予後にもよるが，予後が2～3週以上と考えられる場合は，症状緩和目的で放射線照射が行われることもある．

また，多くのがん種では進行時に肝転移を認め，その肝転移がさらに進行すると門脈閉塞が起こり，門脈圧が亢進し食道静脈瘤や直腸静脈瘤となる．これが破裂することによって大量出血となり，吐血や下血が起こることもある．

■ 治療に関連した出血

治療に関連した出血の多くは薬剤性である．

○ 非ステロイド性消炎鎮痛薬（NSAIDs）

非ステロイド性消炎鎮痛薬（NSAIDs）が下血の原因となりやすい．NSAIDsはCOX（シクロオキシゲナーゼ）という酵素を阻害する作用を有し，COX-1を阻害することで胃粘膜防御因子のプロスタグランジン酸性の低下を生じさせ，その結果潰瘍が起こりやすくなる．特にコルチコステロイドとの併用は出血を起こす危険性が高い．

○ 抗がん剤

抗がん剤では，副作用の消化管毒性によって軽微なものから重篤なものまで，さまざまな消化管粘膜炎や潰瘍が起こる．ベバシズマブ（アバスチン®）などの血管新生阻害薬による消化管穿孔などの報告は比較的まれではあるが，開腹手術の適応となる事例もある．ベバシズマブのほかにはイリノテカン塩酸塩水和物（カンプト®，トポテシン®）やドセタキセル水和物（タキソテール®，ワンタキソテール®），フルオロウラシル（5-FU）なども消化管粘膜炎の有害事象が報告されている．抗がん剤による消化管潰瘍の機序としては，抗がん剤の細胞障害だけでなく，さまざまな代謝産物が関与している．その結果，血管透過性の亢進，炎症細胞浸潤などにより粘膜上皮の増殖が起こらず，菲薄化や潰瘍をきたす．

○ 対応

治療に関連した出血の場合の対応として，内視鏡での止血処置以外に，原因物質の使用中止，炎症や潰瘍の治療，止血剤の投与がある．

下血時の治療と対応

前項「下血時の治療と対応」（→ p.75）を参照．

輸血

■ 急性出血・大量出血の場合

下血などの急性出血時での輸血の適応基準は，ヘモグロビン値が6 g/dL以下である．出血直後はヘモグロビン値の変動はみられず，出血により循環血液量が維持できなくなり，それを補うべく輸液することによりヘモグロビン濃度が低下してくる．したがって，大量出血の場合は，現在見えている出血以外にも消化管から持続的に出血していることを予測し，輸液と同時に赤血球濃厚液を投与することも必要である．

表 3-6 緩和ケア領域における輸血の適応・禁忌

適応	・貧血に起因した症状(労作時の倦怠感,無力感,息切れ)があり,以下の状況の場合 　＊その症状が患者にとって煩わしい 　＊日常生活を制約する 　＊輸血により是正できる可能性がある ・輸血の効果が得られ,その効果が少なくとも2週間は持続すると期待できる ・患者が輸血とそれに必要な血液検査を受け入れている
禁忌	・既往の輸血で利益が得られていない ・患者の死が差し迫っている(超終末期) ・患者の死を遅らせるだけという表現が当てはまる輸血 ・「何かしなくてはならない」と思う家族からの要求

〔武田文和(監訳):トワイクロス先生のがん患者の症状マネジメント,第2版,p241,医学書院,2010を参考に一部改変〕

■進行がんの場合

進行がん患者では,すでにヘモグロビン値が低いことがある.そのため,一般的な下血時の対応とは異なり,緊急的な輸血や止血処置を要しない場合もある.さらにがん終末期患者では,輸血による心負荷が起こることもあるため,輸血の実施には慎重な判断を要する.緩和ケア領域における輸血の適応・禁忌は表3-6[3]に示す.

ケア

排泄行動がとれる患者の場合は,トイレで排泄する際に自身で下血を確認することになる.便器内の水に血液が拡がることから,少量であっても多量に見えることがある.患者の訴えだけでなく,回数や色などを詳しく問診すると同時に血液データやバイタルサインを確認して状況を把握し,貧血やショック症状の有無を判断する必要がある.

持続する下血や大量の下血では,貧血や血圧低下をきたし,歩行時の転倒リスクが高くなるため,ベッド上安静となることが多い.ここでは,ベッド上安静をしている患者の下血時のケアについて述べる.

■下血時のスキンケア

○皮膚障害の発生

下血には,血液成分だけではなく,消化液が含まれている.特に,下血と下痢が併発すると,アルカリ性で消化酵素の活性が高い排泄物が肛門周囲や臀部に付着し,発赤やびらんが生じやすい.また,頻回な洗浄や拭き取りなどのケアによる機械的刺激も皮膚障害の要因となる.

○スキンケアの方法

[清潔の保持]

- 頻回な洗浄は,皮膚のバリア機能を破綻させるため,1日1〜2回とする.
- 洗浄剤は,皮膚刺激の少ない弱酸性のものを使用する.
- ウェットティッシュを使用する場合は,エタノールなどの消毒剤が含まれていないものを使用する.

[皮膚の保護]

- 油性の肛門清拭剤(サニーナなど)を使用する.

- 油性の肛門清拭剤は油分で汚れを浮かすので，皮膚を擦らず汚れを除去できる．
- 使用方法は，肛門清拭剤を皮膚に刺激の少ない不織布やトイレットペーパーに噴霧し，皮膚を何度も擦らないようにして汚れを拭き取る．
- 撥水性の油性軟膏〔ワセリン，アズレンスルホン酸ナトリウム水和物（アズノール®軟膏），亜鉛華軟膏など〕を塗布
- オイル系スプレー（サニーナ，ソフティ保護オイルなど）の使用．

■ おむつ・パッドの使用

　患者は通常，尿取りパッドを使用していることが多い．これらはあくまでも「尿」を吸収するパッドであるため，タール便のような粘性の血液はなかなか吸収されない．排泄物が十分に吸収されないと，パッド表面全体に広がったり，パッド外に漏出することがある．生理用ナプキンを使用することもあるが，経血は1回に排出される量が少ないため，下血量によっては吸収しきれないことがある．

　軟便用パッド（アテントSケア軟便安心パッド）は，粘性のある血液，有形便が混じった下血の場合には十分吸収されないことがある（表 3-7）．

■ 臭気対策

　下血時の臭気は，たんなる便臭とは異なり，いわゆる「血生臭い」と表現されることが多い．また，腫瘍の崩壊による出血の場合は，腐敗臭を伴うこともある．鮮紅色便よりはタール便のほうが，血液の酸化した状態であるため臭気が強いことが多い．

　におい対策のポイントは，密閉と拡散である．具体的には，おむつ交換後にはすぐに換気を行い，排泄物の付着したおむつを速やかにビニール袋に入れ密封する．また，衣類やシーツ類も汚染した場合は交換する．それでも臭気が気になる場合は，においを吸着したり分解したりする消臭スプレーや空気清浄器を活用する．

■ 排泄の介助

　離床できない患者の場合には，排泄を他者の援助を受けて行わなければならない．羞恥心や看護師・介護者への遠慮から，依頼することをためらうこともある．また，患者

表 3-7 パッド別の血液の拡散状況（疑似血液 50 mL 使用）

疑似血液の拡散状況	使用製品	状況
	尿取りパッド（吸収量：240 mL）	・全体に広がる ・逆戻りあり
	生理用ナプキン夜用	・一定量以上の吸収はしない ・逆戻りあり
	軟便用パッド	・ある程度の広がりあり ・逆戻りあり

本人が意識せずに下血していることがある．したがって，自尊心に配慮すること，患者の負担や不快感が最小限となるよう短時間で行うこと，環境の整備をすることが重要である．

夜間の排泄介助は患者の睡眠確保も考慮し，あらかじめ患者と調整しておくことがのぞましい．

■ **精神的ケア**

下血は患者の体力が消耗するだけでなく，多量の場合は恐怖心が起こり死を連想させることもある．これらの気持ちが強まり闘病意欲の減退，不眠，抑うつなどが起こることもある．

医療者は患者と家族に下血が起きやすい病状や下血時の対応法を説明し，最善を尽くすことを伝えておくことが大切である．また突然に大量の下血が起こった場合には，まず看護師自身が慌てずに対応することが患者の恐怖を緩和することにもつながる．

> 進行がん患者の下血は，少量のものから多量のものまでさまざまである．止血可能な場合ばかりではなく，がん終末期の患者では，下血は死が迫っていることを示すサインとなることもある．このような場合には，身体的苦痛の緩和のみならず，医療者が最善を尽くしているという態度を示し，患者の気持ちが落ち着くような言葉かけも，大切な支援となる．

文献

引用文献

1) 小林宏栄：下痢・下血時のスキンケア．松原康美，蘆野吉和：がん患者の創傷管理．p.96，照林社，2007．
2) 鮫島伸一，上出美嘉：がんの緊急病態と症状マネジメントⅠ　がんの進行に伴う緊急病態と対応　腫瘍出血．看護技術 53(5)：40, 2007．
3) 武田文和(監訳)：トワイクロス先生のがん患者の症状マネジメント，第2版．p.241，医学書院，2010．

参考文献

1) 橋本信也：吐血・下血，エキスパートナース MOOK32　症状からみた病態生理学．p.97，照林社，2000．

（森岡　直子）

第4章

下痢・便失禁に伴うスキントラブルのケア

1 スキントラブルの観察とアセスメント

1 下痢・便失禁の原因アセスメントと観察

■下痢と便失禁の原因
●下痢
　下痢の分類と原因は前項（→p.9，33）を参照．それぞれの原因によっては，たとえ絶食しても下痢状態が改善されない場合もあり，原因を見きわめたうえでの対応が必要である．

●便失禁
　便失禁の分類と原因は前項（→p.10）を参照．便失禁の原因は，直腸肛門局所にあるものから認知機能や運動機能の障害など全身にあるものまで及ぶ．

■下痢・便失禁のヘルスアセスメント
●ヘルスアセスメント
　ヘルスアセスメントとは，人の全体を身体的・心理的・社会的な well-being（満足のいく状態，安寧，幸福など）について吟味することである[1]．身体的な査定にはフィジカルアセスメントが用いられ，全身の状態を系統的に査定・評価する．フィジカルアセスメントは，問診・視診・触診・打診・聴診の5つの技術で構成される．腹部のフィジカルアセスメントにおいては，腸管を刺激しないように問診⇒視診⇒聴診⇒打診⇒触診の順序で行う．

●フィジカルアセスメントの実際
　フィジカルアセスメントは，ベッドのあるプライバシーを確保できる場所で実施する．対象者の皮膚を損傷しないように，看護師の爪は短く切っておく．また，腹部の筋肉を緊張させないように，使用する聴診器の膜面や看護師の手指は温めておく．対象者に触れる前と触れた後は速乾式手指消毒剤で手指消毒を行う．
　フィジカルアセスメントの観察・評価は，表4-1[1,2]に示す通りで，腹部臓器の位置関係と下痢または便失禁の病態生理を理解したうえで実施しなければならない．

Column

下痢と便失禁の疫学

　下痢はいずれの年齢階層においても発生し，性別では下痢有訴者 415,000 人中男性 59.3％，女性 40.7％と報告されている[1]．

　便失禁の有訴者数は，わが国で毎年実施される国民生活基礎調査の健康票内に症状を問う質問項目はなく，不明である．しかし，以下の調査から類推すると，程度の差はあるものの，わが国でも便失禁は高齢者と女性に多く発生している可能性がある．わが国におけるおむつ使用状況の調査では，排尿管理目的を含めて特別養護老人施設で 63〜78％，在宅で 70％であり，多くの老人保健施設入所者がおむつを使用していた[2,3]．2009 年に 9 施設共同で実施された便失禁を主訴とした初診患者の調査では，便失禁患者 293 例中女性が 73％（214 例）を占め，平均年齢は 65 歳であったが範囲は 17〜92 歳まで広かったことが報告されている[4]．一方，海外の研究では，ドイツ・イタリア・スペイン・イギリスの 100 施設の ICU で調査した結果，急性下痢便失禁の発生率は 9〜37％であった[5]．オランダとオーストリアの 18 歳以上の施設入所中の成人を対象にした調査では，9,992 名中尿・便失禁は 37.2％（3,713 名）であった[6]．スウェーデンで実施された 75 歳以上の special accommodations（特別養護施設）入所中の 4,277 名を対象とした調査では，便失禁発生率は 16.9％で年齢階級が上がるごとに発生率は上昇し，下痢が便失禁発生の独立因子であった（オッズ比 6.77，95％ CI：4.20〜10.90）[7]．1984〜2002 年までに発表された 16 文献のシステマティックレビューでは，便失禁の発生率は 0.5〜50％と幅があり，女性と高齢者に多いことが報告されている[8]．

引用文献

1) 厚生労働省：平成 26 年度国民生活基礎調査　健康有訴者数．http://www.e-stat.go.jp/SG1/estat/List.do?lid=000001119753（2016 年 5 月 15 日アクセス）
2) 吉田正貴，野尻佳克，大菅陽子，ほか：高齢者排尿障害に対するケアの現状．日本老年泌尿器科学会誌 26：115-118, 2013.
3) 和田直樹，堀淳一，玉木岳，ほか：特別養護老人施設における排尿管理の実態調査．泌尿器外科 26(7)：1159-1163, 2013.
4) 味村俊樹，山名哲郎，ほか：本邦における便失禁診療の実態調査報告　診断と治療の現状．日本大腸肛門病学会雑誌 65(3)：101-108, 2012.
5) Bayón García C, Binks R, De Luca E, et al：Prevalence, management and clinical challenges associated with acute faecal incontinence in the ICU and critical care settings：the FIRST cross-sectional descriptive survey. Intensive and Critical Care Nursing 28(4)：242-250, 2012.
6) Kottner J, Blume-Peytavi U, Lohrmann C, et al：Associations between individual characteristics and incontinence-associated dermatitis：a secondary data analysis of a multi-centre prevalence study. International Journal of Nursing Studies 51(10)：1373-1380, 2014.
7) Stenzelius K, Mattiasson A, Hallberg IR, et al：Symptoms of urinary and faecal incontinence among men and women 75＋in relations to health complaints and quality of life. Neurourology and Urodynamics 23(3)：211-222, 2004.
8) Matibag GC, Nakazawa H, Giamundo P, et al：Trends and current issues in adult fecal incontinence (FI)：Towards enhancing the quality of life for FI patients. Environmental Health and Preventive Medicine 8(4)：107-117, 2003.

表 4-1 腹部のフィジカルアセスメントにおいて観察・評価する項目

	観察・評価項目
問診	● 下痢または便失禁状態がいつから・どこで・どのくらいの期間・どのような性状の・発現したきっかけ・状態の緩和または増悪因子・対処方法または対処するタイミングについて聴取.
視診	● 水平仰臥位で腹部全体の形状(膨隆や陥没)や輪郭,臍の偏位がないかを観察. ● 局所の所見として下痢による脱水で皮膚や粘膜が乾燥していないか,排泄物の処理行動の評価のために身体の衛生状態を観察. ● 排泄行動としてトイレまでの歩行や排泄姿勢が取れるかなど運動機能についても観察.
聴診	● 腸管の位置を意識しながら腸蠕動音(亢進または消失)を聴取. ● 聴診器の膜面は温めておく.
打診	● 仰臥位で両膝を立て腹部の筋緊張を軽減させる. ● 腸管の位置を意識しながら打診し,鼓音と濁音を聞き分ける. ● 打診による疼痛の有無も観察. ● 看護師の手指は温めておく.
触診	● 仰臥位で両膝を立て腹部の筋緊張を軽減させる. ● 腸管の位置を意識しながら浅い触診(腹壁を1～2cm程度押し下げる)から始め,圧痛や腹壁の緊張を確認. ● 次に深い触診(腹壁を3～5cm程度押し下げる)を行い,疼痛や腫瘤の有無を確認する. ● 看護師の手指は温めておく.

〔・永澤佳代子：2章3節 問診,4節 視診,触診,打診,聴診. 松尾ミヨ子,志自岐康子,城生弘美(編)：ナーシング・グラフィカ基礎看護学②ヘルスアセスメント,第4版,pp.24-48,メディカ出版,2014.
・種池禮子：ヘルス・フィジカルアセスメントの基本. 種池禮子,岡山寧子(編)：ヘルス・フィジカルアセスメント,pp.2-16,照林社,2012 より作成〕

2 失禁関連皮膚炎(IAD)の発生機序

定義

　失禁関連皮膚炎(Incontinence-Associated Dermatitis：IAD)は,2005年に米国で結成された便尿の曝露に関連した皮膚損傷に関するコンセンサスカンファレンスにおいて,皮膚表面の発赤と浮腫,漿液性滲出液,びらん,二次感染で水疱を伴うこともあると定義され,褥瘡およびスキンテア〔主として高齢者の四肢に発生する外傷性創傷であり,摩擦単独あるいは摩擦・ずれによって,表皮が真皮から分離(部分層創傷),または表皮および真皮が下層構造から分離(全層創傷)して生じる〕[3] と区別する必要性があることが確認された. すなわちIADは上層皮膚が便や尿に曝露することによって生じる炎症(Top-down damage)に対し,褥瘡は圧迫とずれによって引き起こされる深部組織の破壊(Bottom-up change)といった違いがある(表4-2)[4].

評価

　IADの評価[4,5]については,アセスメントツールが4種類ある. Perineal Assessment Tool(PAT),Perirectal Skin Assessment Tool(PSAT),Skin Assessment Tool(SAT),IAD skin condition Assessment Tool で,刺激の種類(便の形状や尿)や接触時間,会陰部皮膚

表 4-2　視診における失禁関連皮膚炎（IAD）と褥瘡の差異

特性	失禁関連皮膚炎（IAD）	褥瘡
色調	薄い皮膚色の場合は鮮紅色，暗い皮膚色の場合は薄紅色	暗い赤色（栗色）から赤色または深部組織損傷を疑う場合は青紫色
部位	会陰部または性器周囲の皮膚で特に肛門周囲や吸収性アンダーパッドや下着が接触している部位または皮膚のしわ部分	骨突出部
損傷部分	1つ以上の島，表皮または真皮の広範囲の剥離またはびらん	部分層から全層にわたる創傷まで多様
辺縁	放散	明確
壊死組織	なし	黒色壊死組織または黄色壊死組織
滲出液	なしまたは漿液性	多様：多量の膿性滲出液を有することもある
症状	灼熱性の痛み，かゆみ	痛みとかゆみ，ドレッシング交換によって増悪することがある

〔Gray M, Beeckman D, Bliss DZ, et al：Incontinence-associated dermatitis：a comprehensive review and update. Journal of wound, ostomy, and continence nursing39（1）：61-74, 2012 の表を筆者訳〕

状態，感染，低栄養，経管栄養などの項目をスコアリングして評価するものである．

■ **Perineal Assessment Tool（PAT）**

失禁状態下での会陰部の皮膚障害発生リスクをスコアリングしアセスメントするツールである．このツールでは，組織の損傷や紅斑などの程度については測定しないため，IAD の重症度については評価できない．

■ **Perirectal Skin Assessment Tool（PSAT）**

スキンケア計画に基づきケアを受けているがん患者の皮膚障害の程度を評価するツールである．皮膚の状態は，障害なし・炎症を伴わない軽度紅斑・炎症を伴う中等度紅斑・水疱を伴う重度紅斑・潰瘍の5段階で評価する．失禁に関連した皮膚障害のアセスメントとの特異度は低い．

発生率

IAD の発生率に関して，オランダとオーストリアの18歳以上の施設入所中の成人9,992名を対象とした調査では，尿または便失禁を有する3,713名中226名（6.1％）に IAD が発生した[6]．2003～2014年までの研究を対象としたレビューでは，便失禁患者の 1/3 に IAD が発生していると報告されている[7]．

発生要因

IAD の発生には，尿便の接触以外に細菌増殖や摩擦が関与している．IAD に関するシステマティックレビューでは，排泄物やおむつ装着による過度の湿潤によって皮膚が浸軟すること，便や尿の付着により皮膚の pH バランスが崩れ，細菌増殖を助長し局所の感染が発生すること，おむつやベッド，椅子などに皮膚がこすれることによる物理的

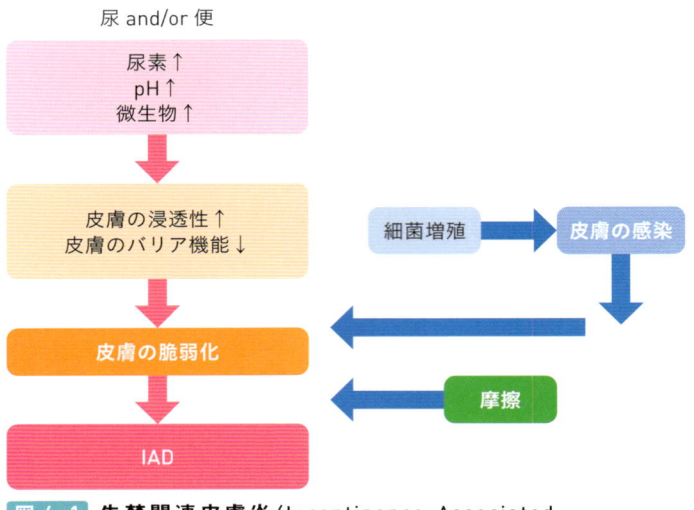

図 4-1 失禁関連皮膚炎(Incontinence-Associated Dermatitis：IAD)の発生機序に関する概念モデル

(Langemo D, Hanson D, Hunter S, et al：Incontinence and incontinence-associated dermatitis. Advances in Skin & Wound Care 24(3)：126-140, 2011 による図を筆者訳)

摩擦が原因と報告されている[7,8]．

発生リスク

　先述のオランダとオーストリアで行われた大規模調査では便失禁が独立したリスク因子で(オッズ比：1.70, 95% CI：1.14-2.55)[6]，水様便には消化酵素と細菌が多量に含まれているためIADを増悪させると報告されている[9]．さらに，マウスを使った研究では，尿のみ＜便のみ＜尿＋便の順で皮膚への刺激が強く，まだ完全に解明されていないもののプロテアーゼやリパーゼが角質層のケラチンに混合的に影響する可能性が示唆されている[4]．

発生機序の概念モデル

　IADの発生機序に関して，Langemoらが概念モデルを示している(**図4-1**)[10]．尿素の増加，pHの上昇，微生物が増加した状態の尿や便が皮膚に付着することで皮膚の浸透性が上昇し，皮膚のバリア機能が低下する．さらに皮膚に付着した細菌が増殖し，局所の感染を合併することで皮膚の脆弱性は増し，摩擦が加わることによりIADが発症する．

Column

便失禁による QOL への影響

■研究からみた QOL への影響

下痢や便失禁は日常生活や生活の質(QOL)に影響し，便失禁の頻度が増えると日常生活活動が低下する．

2002〜2006 年に実施された結腸直腸がんに対して手術を受けた 124 名を対象とした質問紙調査では，直腸手術を受けた対象者の排便回数は 1 日平均 4 回で Wexner 失禁スコア 2.7 と，結腸手術(排便回数 1.9 回，失禁スコア 0.9)に対して有意に排便状態は悪かった．QOL に関しても Cancer Quality of Life Questionnaire C30(QLQ-C30)における社会的機能(Social function)が，直腸手術を受けた患者は有意に低かった[1]．

味村らが 2009 年に実施した多施設共同研究において，便失禁を主訴とした初診患者 293 名のうち，下着汚染を予防するためにパッドを使用していたのは 78％で，そのうち 63％は 1 日 1 回以上の便失禁の患者であった．日常生活上で何らかの活動制限がある患者は 73％で，うち 33％は 1 日 1 回以上の失禁状態であった[2]．

QOL に関しては，スウェーデンで実施された健康関連 QOL について SF-12(Short Form Health Survey)を用いた調査において，身体構成概要(Physical Component Summary)および精神構成概要(Mental Component Summary)ともに，尿失禁よりも便失禁を有する者のほうが有意に数値は低く，QOL が低下していた[3]．

■日本語版便失禁 QOL スコア

便失禁による QOL を測定するツールとしては，日本語版便失禁 QOL スコアがある．これは，ライフスタイル(10 項目)，コーピング/行動(9 項目)，抑うつ/自己の認識(7 項目)，気まずさ(3 項目)の 29 項目から構成されており，内的整合性・テスト－リテスト再現性・収束的妥当性・判別妥当性について検証されており，臨床で活用可能なものとなっている[4]．

引用文献

1) Ohigashi S, Hoshino Y, Ohde S, et al：Functional outcome, quality of life, and efficacy of probiotics in postoperative patients with colorectal cancer. Surgery Today 41(9)：1200-1206, 2011.
2) 味村俊樹，山名哲郎，ほか：本邦における便失禁診療の実態調査報告　診断と治療の現状．日本大腸肛門病学会雑誌 65(3)：101-108, 2012.
3) Stenzelius K, Mattiasson A, Hallberg IR, et al：Symptoms of urinary and faecal incontinence among men and women 75＋in relations to health complaints and quality of life. Neurourology and Urodynamics 23(3)：211-222, 2004.
4) Tsunoda A, Yamada K, Kano N, et al：Translation and validation of the Japanese version of the fecal incontinence quality of life scale. Surgery Today 43(10)：1103-1108, 2013.

引用文献

1) 松尾ミヨ子：ヘルスアセスメントと看護の役割．松尾ミヨ子，志自岐康子，城生弘美（編）：ナーシング・グラフィカ基礎看護学②ヘルスアセスメント，第4版．p.12，メディカ出版，2014.
2) 種池禮子：ヘルス・フィジカルアセスメントの基本．種池禮子，岡山寧子（編）：ヘルス・フィジカルアセスメント．pp.2-16，照林社，2012.
3) Payne RL, Martin ML：Defining and classifying skin tears：need for a common language. Ostomy Wound Management 39(5)：16-20, 22-4, 26, 1993.
4) Gray M, Beeckman D, Bliss DZ, et al：Incontinence-associated dermatitis：a comprehensive review and update. Journal of wound, ostomy, and continence nursing 39(1)：61-74, 2012.
5) Borchert K, Bliss DZ, Savik K, et al：The incontinence-associated dermatitis and its severity instrument：development and validation. Journal of Wound Ostomy and Continence Nursing 37(5)：527-535, 2010.
6) Kottner J, Blume-Peytavi U, Lohrmann C, et al：Associations between individual characteristics and incontinence-associated dermatitis：a secondary data analysis of a multi-centre prevalence study. International Journal of Nursing Studies 51(10)：1373-1380, 2014.
7) Beeckman D, Schoonhoven L, Kottner J, et al：Interventions for preventing and treating incontinence-associated dermatitis in adults. Cochrane Database of Systematic Reviews 4, 2015.
8) Klunk C, Domingues E, Wiss K：An update on diaper dermatitis. Clinics in Dermatology 32(4)：477-487, 2014.
9) Beeckman D, Schoonhoven L, Verhaeghe S, et al：Prevention and treatment of incontinence-associated dermatitis：literature review. Journal of Advanced Nursing 65(6)：1141-1154, 2009.
10) Langemo D, Hanson D, Hunter S, et al：Incontinence and incontinence-associated dermatitis. Advances in Skin & Wound Care 24(3)：126-240, 2011.

（土田　敏恵）

2 スキントラブル発生時のケア

　抗がん剤の副作用に代表される口内炎と異なり，下痢による肛門粘膜や周囲皮膚の異常は訴えにくいものである．瘙痒感や痛みから洗いすぎたり，市販薬を使用して症状が悪化する場合もある．本項では**図4-2**に示す，スキントラブル時の化学的刺激および機械的刺激の低減のケアの実際について述べる．

1 予防ケア

下痢・便失禁の予測

　下痢の定義は，前項(**表1-8**「有害事象共通用語規準v4.0日本語訳JCOG版(CTCAE ver4.0-JCOG)」→p.18)のとおりである．「水様性」かつ「複数回」排泄されることが共通して見てとれる．抗がん剤の副作用や体調不良による下痢が予測されるときには，あらかじめ患者自身による予防ケアができるよう「水様便が1日3回以上排泄するような場合は肛門粘膜や周囲皮膚の保護ケアをしましょう」と説明しておく．

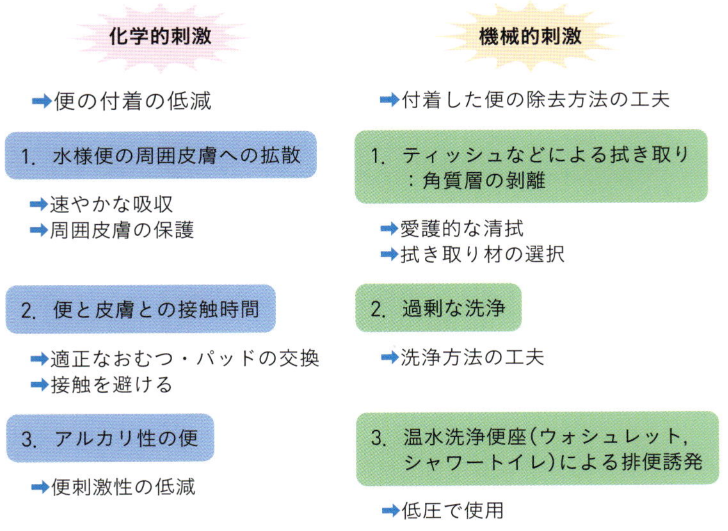

化学的刺激
➡ 便の付着の低減

1. 水様便の周囲皮膚への拡散
　➡ 速やかな吸収
　➡ 周囲皮膚の保護

2. 便と皮膚との接触時間
　➡ 適正なおむつ・パッドの交換
　➡ 接触を避ける

3. アルカリ性の便
　➡ 便刺激性の低減

機械的刺激
➡ 付着した便の除去方法の工夫

1. ティッシュなどによる拭き取り：角質層の剝離
　➡ 愛護的な清拭
　➡ 拭き取り材の選択

2. 過剰な洗浄
　➡ 洗浄方法の工夫

3. 温水洗浄便座(ウォシュレット，シャワートイレ)による排便誘発
　➡ 低圧で使用

図4-2 スキントラブルの原因別ケア

便の拭き方

感染予防と機械的刺激を避ける愛護的な清拭をする．

拭く際には，前（胸側）から肛門（背中側）に向かって拭く．特に女性は尿道が短く，便中の大腸菌の逆行性感染による膀胱炎を併発しやすいため，拭く方向の指導が必要である．まず，①便中の水分を周囲皮膚へ広げないようにするため押さえ拭きで水分をとる．そののち，②便残渣をとる．何度もこすることは，浸軟し表皮のバリア機能が低下した肛門周囲の皮膚への機械的刺激となり，びらん発生の引き金になる．

予防ケア用品

便と皮膚の接触を低減するため，撥水クリームやオイルを使用する．自身で塗布できる場合や第三者がケアしやすいものなど，状態に合わせて選択する（表4-3）．

■クリームタイプ
- 発赤を生じる前の皮膚に使用する．
- 伸びがよく，適正使用量で肛門周囲全体にべたつき感がなくなるよう塗り広げる．
- びらんの治癒後に，再発予防のために使用するとよい．

■オイル系スプレータイプ
- 第三者がケアをする場合はスプレータイプが使いやすい．
- オイルにより便が付着しにくくなり，トイレットペーパーによる機械的刺激を低減する．

温水洗浄便座（ウォシュレット，シャワートイレ）の使用

- 排便後に温水洗浄便座を使用することが多くなっているが，その際は温度・圧力・使用回数に留意する．
- 頻回な洗浄は，皮膚のバリア機能が低下しているためさらに皮脂を除去し，浸軟からスキントラブルを助長する[1]．
- 皮脂を除去しすぎない低温ならびに低圧で使用することを指導する．

2 スキントラブル時のケア

肛門周囲にびらんがあると，排泄物を除去することに疼痛と苦痛を伴い，清潔を保つことが困難となる．しかし，排泄物を除去することがスキントラブルの治癒には必須のため，その洗浄方法や外用薬を正しく使用することが重要である．

洗浄方法

■準備

びらん部のケアに時間を要すると患者は排便ケアをより苦痛に感じる．短時間で確実なケアが実施できるように必要物品を準備してから，ケアを開始する．

また，臥床している患者の場合はケア時の体位も重要である．大腿部の皮膚にたるみ

表 4-3 撥水作用のあるケア用品の種類と特徴，使用方法

製品名〔発売元〕	成分	1回使用量の目安	塗り直しの目安
ソフティ保護オイル〔花王プロフェッショナル・サービス(株)〕	シクロメチコン，ジメチコン，ミネラルオイル(PEG，PPG，ブチレン，ジメチコン)コポリマー，スクワラン，グアイアズレン	1～3プッシュ	おむつ交換時や入浴後
3M™ キャビロン™ ポリマーコーティング クリーム〔スリーエム ジャパン(株)〕	水，ヤシ油，PPG-15ステアリル，グリセリン，パルミチン酸イソプロピル，パラフィン，アジピン酸ジイソオクチル，ミネラルオイル，アクリレーツコポリマー，トリメチルシロキシケイ酸，ジメチコン，フェノキシエタノール，硫酸Mg，安息香酸，デヒドロ酢酸	小指大 0.4 g	【失禁部位】 1. 失禁3～4回に微温湯洗浄後に1度 2. 石けん洗浄後 3. 8時間ごと 【保湿ケア】 1. 入浴後や石けん洗浄後 2. 1回/日 3. 乾燥に応じて適宜
セキューラ PO〔スミス・アンド・ネフュー ウンドマネジメント(株)〕	ワセリン，ベンジルアルコール，チョウジ油，オルトフェニルフェノール，酢酸トコフェロール，コーン油，パルミチン酸レチノール，コレカルシフェロール，緑色202号	1回当たり約1 cmを出し，肛門部を中心的にお尻全体に塗布	下痢時は2回/日塗布 オムツ交換時などに水のはじきが悪くなれば再塗布
リモイスバリア〔アルケア(株)〕	水，シクロペンタシロキサン，ジメチコン，BG，グリセリン，トリメチルシロキシケイ酸，PEG-10ジメチコン，クエン酸Na，クエン酸，ジステアルジモニウムヘクトライト，PEG-150，PEG-32，（ジメチコン/ビニルジメチコン）クロスポリマー，マカデミアナッツ油，ホホバ油，ヒアルロン酸Na，フェノキシエタノール，メチルパラベン	さくらんぼ小粒大約2 g	撥水効果がなくなったとき

〔写真は各社提供による〕

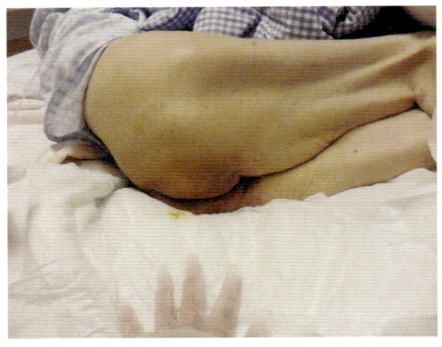

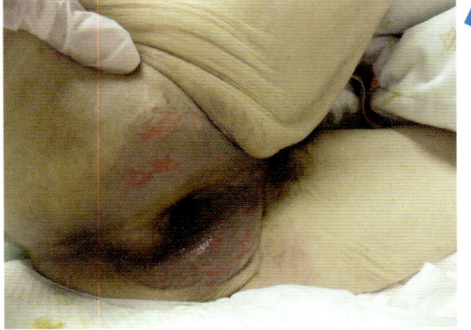

a. 側臥位時大腿部の皮膚が密着し会陰部のケアがしづらい

b. 両下腿の間にクッション（←）を入れることで大腿部に隙間ができ，会陰部のケアがしやすくなる

図 4-3　肛門周囲の視野の確保

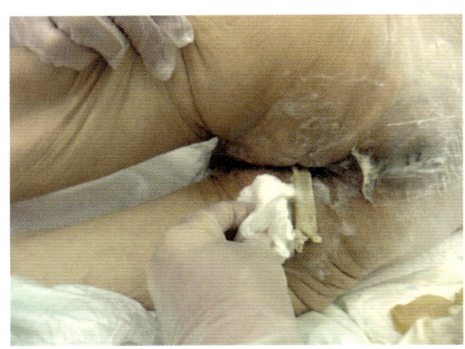

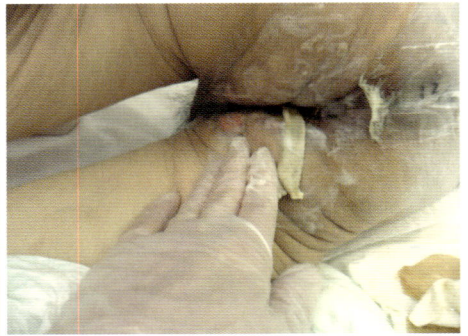

a. ガーゼで洗うと疼痛で肛門に力が入り，きれいに洗えない

b. グローブをした手で洗う

図 4-4　機械的刺激を低減する洗浄方法

がある場合は会陰部が見えず，ケアがしづらくなる．その際は両下腿の間にクッションを挟んで，肛門周囲の視野が確保しやすいよう整える[2]（**図 4-3**）．

■洗浄水の選択

通常の微温湯を準備する．びらん部は温度に敏感になっているため，使用前に自身の前腕内側で湯の温度を確認しておく．なお，疼痛が強い場合は生理食塩水を使用する（びらん部と等浸透圧のため疼痛が軽減できる）．

■洗浄剤の選択

皮膚の pH に近い弱酸性の洗浄剤や石けんを使用する．最近では市販されている石けんにも弱酸性をうたっているものが多く販売されている．洗浄剤に含まれる界面活性剤はフォーム状（泡状）になることで洗浄効果が高くなる．

■洗浄方法

石けんをしっかりフォーム状に泡立てる．界面活性剤は泡になると汚れ成分を包み込み浮かしやすくなる．洗浄力は泡立ちと比例する[3]．

ガーゼを使用すると機械的刺激によりびらん部の疼痛が強くなり，肛門周囲に力が入り，会陰部付近に付着した便を確実に落とせないことがある．このような場合は，グローブを装着した手で洗うことで，機械的刺激が軽減できる（**図 4-4**）．

スキントラブル時のケア

■亜鉛華軟膏を使用したケア（図4-5）

酸化亜鉛の持つ収斂作用，基剤の撥水作用によりびらん部の創傷治癒促進と便の付着を防止する．

ケア方法

- 洗浄後びらん部から便の付着する範囲に約3mmの厚さで塗布する．
- おむつを装着すると亜鉛華軟膏がおむつに付着し，びらん部から脱落するためガーゼを1枚貼付する（→p.98, 図-③）．
- 排便時には過剰な洗浄で角質層の脱落を避けるため，亜鉛華軟膏は便が付着した部分のみ摘みとった上に，重ね塗りする
- 1日1回亜鉛華軟膏を除去し，びらん部を洗浄する．
- 亜鉛華軟膏は石けん洗浄で除去しづらいため，オイル（オリーブ油など）で軟膏成分をクレンジングしてから洗浄をする．[4]（**図：亜鉛華軟膏の除去方法**）

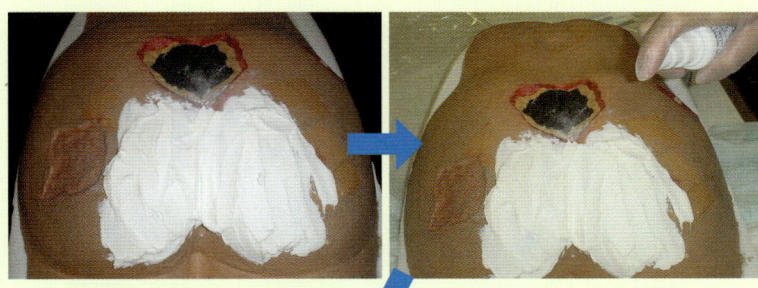

a. 亜鉛華軟膏が塗布された状態
b. オイルを散布する
c. オイルと亜鉛華軟膏をなじませてクレンジング
d. 軽く拭き取ってから洗浄する

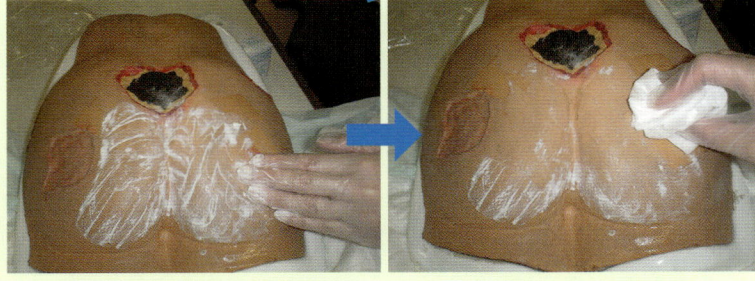

図 亜鉛華軟膏の除去方法

■ストーマケア用粉状皮膚保護剤を使用したケア

ストーマ周囲のびらんに使用する粉状皮膚保護剤は，びらん部に付着して薄い膜を作る（図4-6）．そのため便の付着を低減し創傷治癒環境を整える．さらにアルカリ性の下痢便のpHを緩衝し，刺激を低減する効果を有する[5]．

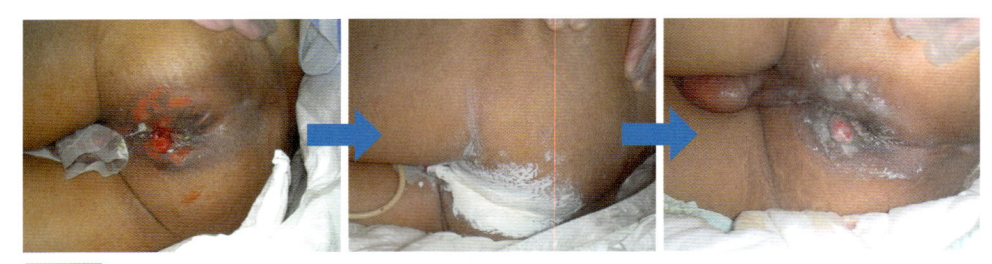

図 4-5 亜鉛華軟膏を使用したスキントラブルのケア
肛門周囲のびらんに対し，亜鉛華軟膏を塗布し，4日後に上皮化した．

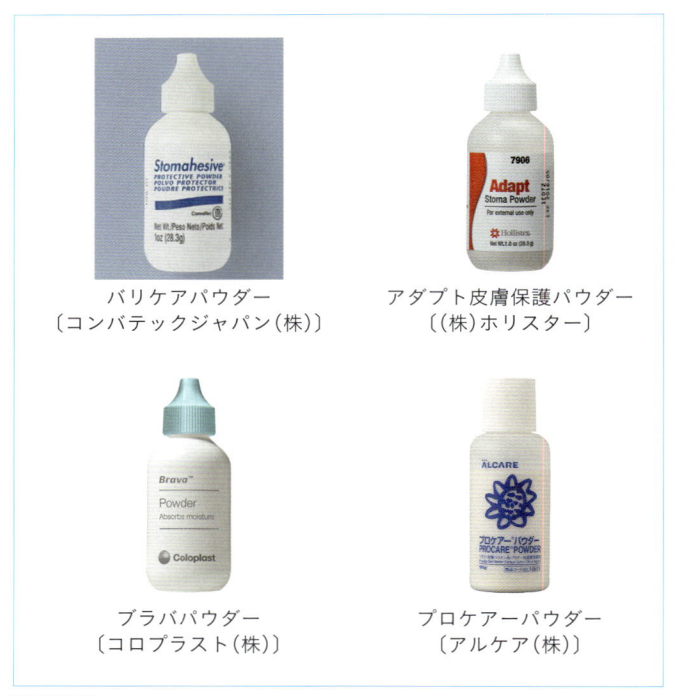

バリケアパウダー
〔コンバテックジャパン(株)〕

アダプト皮膚保護パウダー
〔(株)ホリスター〕

ブラバパウダー
〔コロプラスト(株)〕

プロケアーパウダー
〔アルケア(株)〕

図 4-6 ストーマケアに使用する粉状皮膚保護剤
〔写真は各社提供による〕

> **ケア方法**
> ・洗浄後，びらん部に粉状皮膚保護剤を散布する．
> ・亜鉛華軟膏を塗布する際にびらんからの滲出液が多く，脱落しやすい場合に先に粉状皮膚保護剤を散布しておくと軟膏の定着がよくなる．

■オイル系スプレーの散布

　オイル成分で皮膚への便の付着を予防する(**図 4-7**)．皮膚への便の付着がほとんどなくなることでケア時間を短縮でき，便を拭き取る際の機械的刺激やケア時の疼痛を軽減する．また，透明な液体のため皮膚の観察がしやすく，ケアの評価が誰にでも容易にできるという利点もある．ストーマケア用粉状皮膚保護剤と併用することでびらんの治癒を促す(**図 4-8**)．

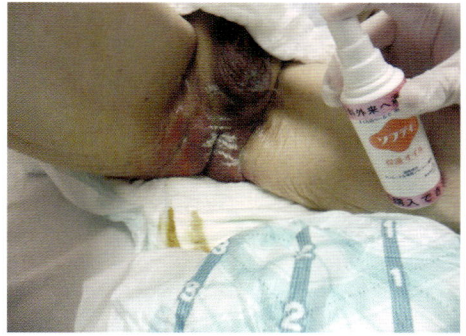

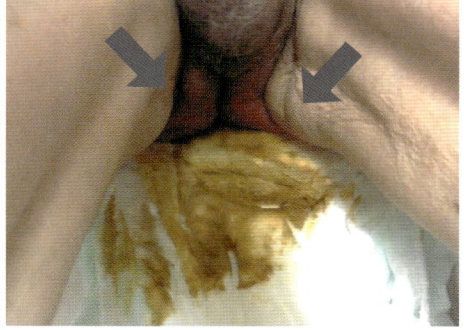

a. 陰嚢や鼠径部にオイル系スプレーを散布　　b. 水様便だが，陰嚢や鼠径部の皮膚に便が付着しない

図 4-7 オイル系スプレー散布による便の付着の低減

a. 肛門周囲のびらん　　b. びらん部に粉状皮膚保護剤を散布

c. オイル系スプレーを散布　　d. 4日後に治癒

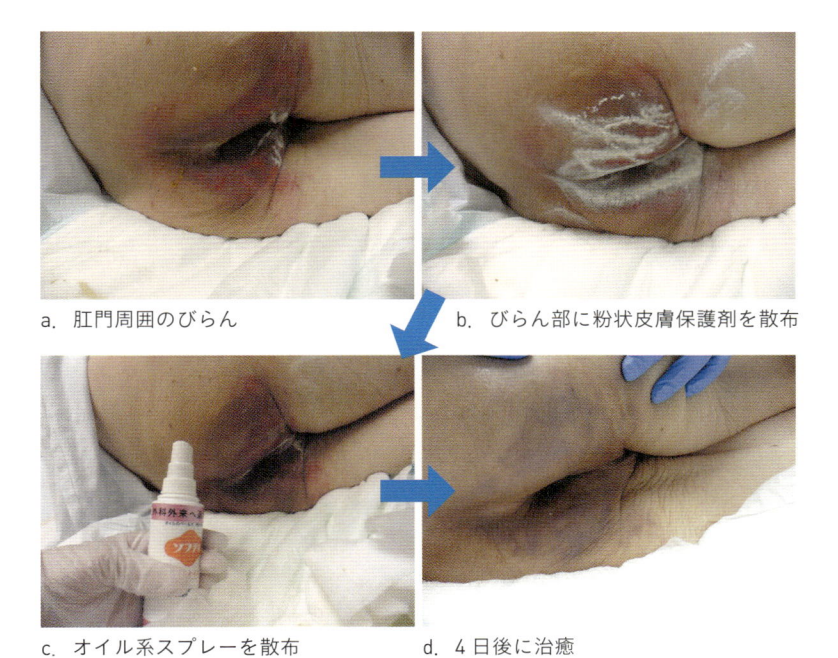

図 4-8 オイル系スプレーとストーマケア用粉状皮膚保護剤を併用したケア

便失禁管理装具の使用

　少量の便が漏出し，肛門周囲のびらんの治癒遅延がある場合，肛門に挿入する便失禁管理装具（ペリスティーンアナルプラグ）を用いる．肛門に挿入する装具はひも付きの坐薬のような形態で，本体は小さく圧縮され，水溶性のフィルムでコーティングされている．水溶性フィルムが，直腸内で体温と水分によって素早く溶け，装具本体が膨らみ，直腸腔（肛門）の形にフィットする．その装具によって便失禁を防ぐ．使用時には肛門管ならびに直腸内が本装具の使用に支障がないかを医師に確認して用いる．また，この装具は12時間ごとに交換が必要である（**図 4-9**）．

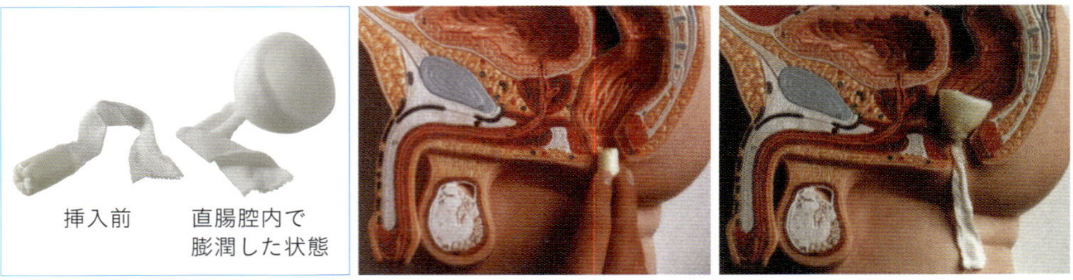

a. 装具本体（ペリスティーンアナルプラグ） b. 装具を直腸内に挿入 c. 水分を吸収し膨らむ

挿入前　直腸腔内で膨潤した状態

図 4-9 便失禁管理装具

（写真 a 提供：コロプラスト（株））

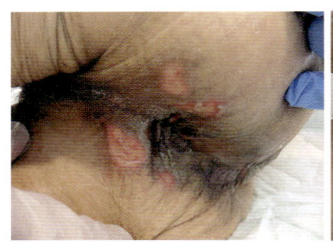

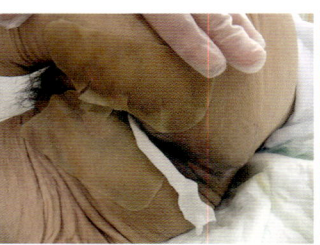

a. 少量の便が絶えず漏出し，肛門周囲の潰瘍が改善しない
b. 便失禁管理装具を挿入し，潰瘍部に創傷被覆材を貼付
c. 便の漏出は 12 時間で極少量となり，創傷被覆材が 24 時間貼付可能となった
d. 12 時間ごとに便失禁管理装具を除去し，出血や疼痛がないか確認する 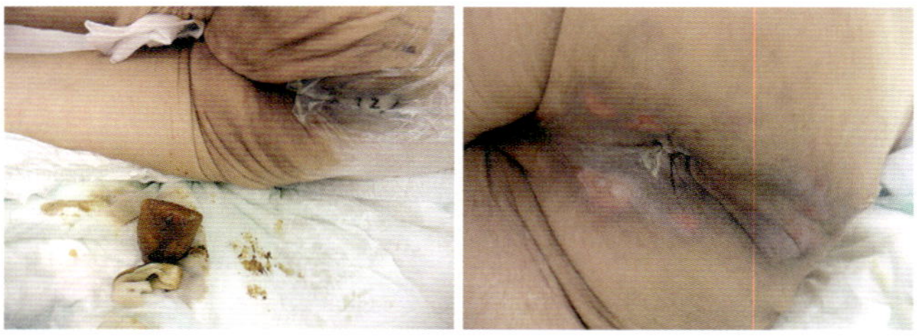
e. 潰瘍が改善

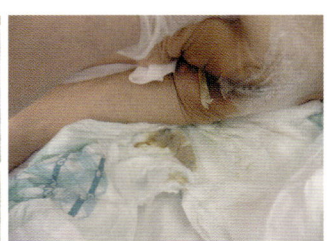

図 4-10 便失禁管理装具を使用したケア

　便失禁がコントロールできるため，びらん部に創傷被覆材が使用でき（図 4-10），スキントラブルの速やかな治癒が期待できる．

おむつ・パッドの選択

　おむつの吸収体は尿の吸収を目的としているため，残渣物や粘度のある便の吸収には限界がある．しかし，便が皮膚に付着することを最小限にしなければ外用薬の効果は半減してしまう．そのため，下痢時は適切なおむつやパッドを選択する必要がある（図 4-11）．

■**下痢便の性状によるおむつ・パッドの吸収の違い**
○**下痢残渣が混入する水様便**

　軟便用パッドは，表面のシートに大きな穴が開いており，その下の吸収層に素早く水

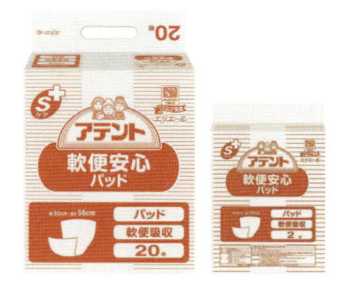

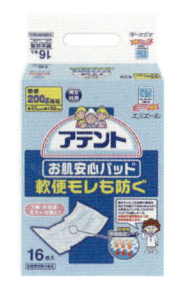

a. 業務用アテントSケア　軟便安心パッド　　b. 市販用アテントお肌も安心パッド
　　　　　　　　　　　　　　　　　　　　　　軟便モレも防ぐ

図 4-11 下痢用のおむつ・パッド製品〔大王製紙（株）〕
軟便や下痢も目詰まりしにくい網目状のシートで，吸収層へ素早く水分を引き込んで表面に残さない．そのため蒸れと皮膚への排泄物の付着を予防する．

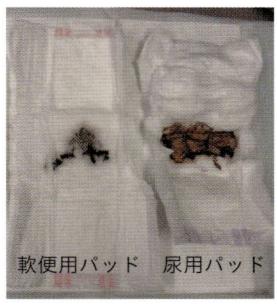

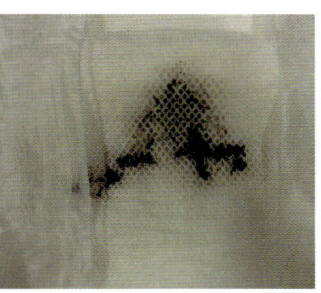

a. 軟便用パッド・尿用パッド　　b. 軟便用パッド
　　　　　　　　　　　　　　　　表面には残渣が残るだけで，
　　　　　　　　　　　　　　　　水分はない

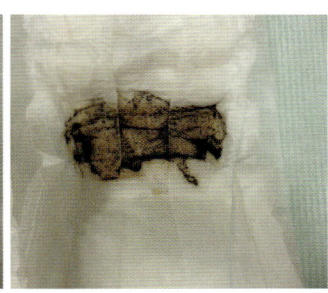

c. 尿用パッド
　水分と残渣がパッド内に広がっている

図 4-12 水様便での吸収の違い（疑似便）

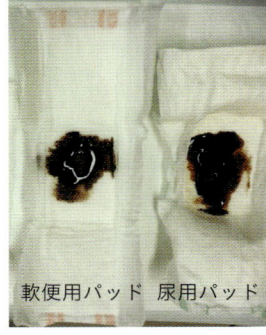

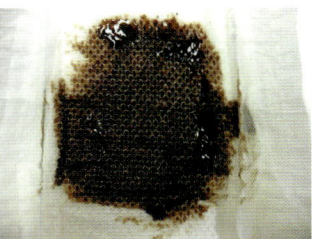

a. 軟便用パッド・尿用パッド　b. 軟便用パッド
　　　　　　　　　　　　　　　全体に広がるが，表面の水分
　　　　　　　　　　　　　　　は少ない

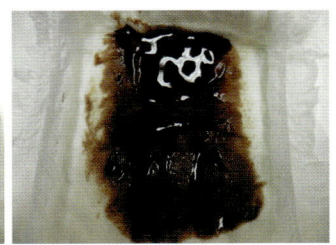

c. 尿用パッド
　表面にドロッと広がる

図 4-13 泥状便での吸収の違い（疑似便）

分を透過させる．そのため，残渣が表面に残るが，肛門周囲の皮膚に水分が広がらない構造をしている（**図 4-12**）．

○粘度がある泥状便

　水様便と比べると尿用パッドより軟便用パッドのほうが透過性，吸収はよいが，肛門周囲皮膚へ便が拡散することが予想される（図4-13）．そのため排泄後は速やかに交換し，ほかのケア用品と併用するのがよい．

目的に合わせた複数のケア用品を用いたケア

　肛門周囲のスキントラブルの原因は複数ある．その原因除去の目的別に外用薬やケア用品を使用することが大切である．

実践例（図：複数のケア用品を用いたケア）
―下痢のため仙骨部の褥瘡の治癒が遅延したケース

- 創傷治癒遅延の原因は下痢だったため，下痢によるスキントラブルに準じたケアを行った
- 潰瘍部（図-①）にはストーマケア用粉状皮膚保護材を散布してから亜鉛華軟膏を塗布し，創傷治癒と便の撥水効果を図る（図-②）
- 亜鉛華軟膏の脱落予防のためガーゼを1枚当てたのち，おむつを装着する（図-③）
- 適切なケアを継続できるよう詳細な看護計画を立て，治癒に至った
- 下痢がおさまるまでは治癒後も再発予防のため，皮膚の観察が容易な透明になる撥水クリームの塗布を継続した（図-④）

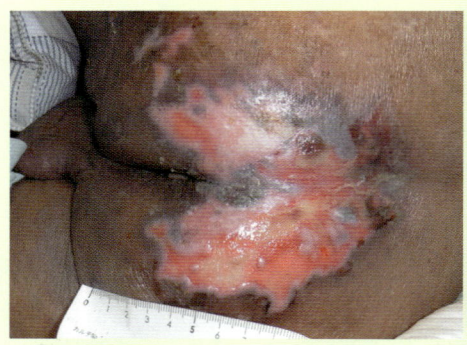

①肛門直上の潰瘍

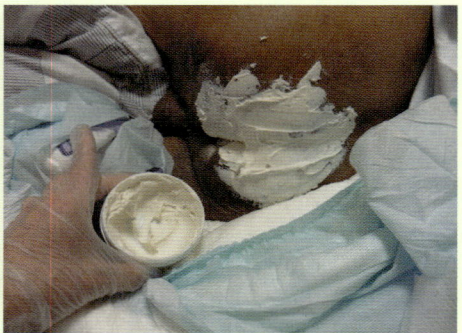

②亜鉛華軟膏を厚さ3mmで塗布

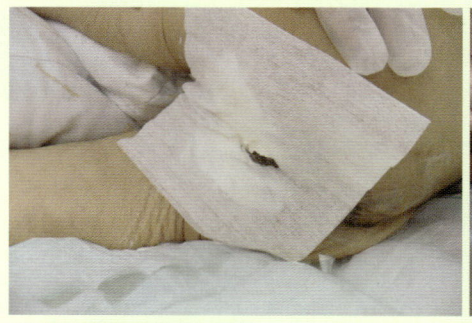

③亜鉛華軟膏の脱落予防用のガーゼを当てる

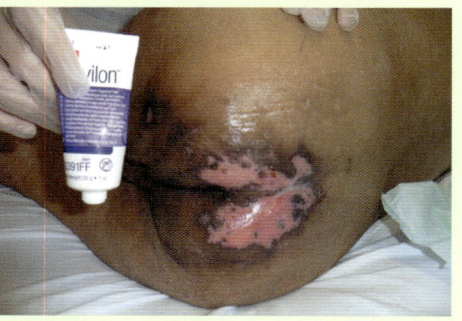

④潰瘍治癒後，再発予防のため撥水クリームを塗布する

図　複数のケア用品を用いたケア

下痢に伴うスキントラブルはデリケートなケアである．訴えづらく，ケア用品や使い方も特殊である．ケア用品の入手ルートの確保やケアの伝達，正しいケアの指導や伝達が重要となる．

引用文献

1）高崎良子：ケースで学ぶ　皮膚＆排泄ケア　第 11 回　便失禁による皮膚障害　意識が声明で活動的な人の場合．泌尿器ケア 14(11)：1108-1111, 2009.
2）河合ふたば，渡邉光子：統一したケアを継続させるためのスタッフ指導．STOMA 20(1)：46-49, 2013.
3）生活と科学社：石鹸百科．http://www.live-science.com/honkan/soap/soapbasic05.html.（2016 年 5 月 15 日アクセス）
4）溝上裕子：失禁・下痢によるスキントラブルを防止　肛門周囲皮膚炎（ただれ・かぶれ）の防ぎ方．Expert Nurse 21(1)：60-63, 2005.
5）大村裕子：Ⅴストーマ・スキンケア　スキンケアの理論的背景．穴澤貞夫（編）：実践　ストーマケア．へるす出版，2000.

（渡邉　光子）

3 瘻孔がある場合のスキンケア

　がん患者における瘻孔は，手術後の縫合不全，がん治療の有害事象，栄養不良の状態，がん終末期状態などに発生する病的瘻孔と，治療目的で意図的に造設される栄養瘻やドレーン創などがある．患者は，瘻孔が発生したことによる精神的不安や苦痛，痛み，におい，皮膚障害などの問題を抱えているため，患者・家族の気持ちに配慮しながら創傷ケアも含めた瘻孔ケアが必要となる．本項では，下痢・便失禁を伴う病的な瘻孔ケアについて紹介する．

1 瘻孔の種類と発生要因

　瘻孔は，管腔臓器と皮膚が交通した外瘻と，直腸腟瘻や膀胱腟瘻など管腔臓器間を交通し排液を伴う内瘻がある．瘻孔の種類としては，唇状瘻と管状瘻がある（**表4-4**）．がん患者の場合，低栄養や過去に受けた治療（放射線治療・がん化学療法・手術療法・ステロイド療法），がんの浸潤・自壊などが要因となり，放射線治療後の照射部位やがんの浸潤部などに瘻孔が発生すると考えられる．

2 下痢・便失禁を伴う瘻孔の種類と患者が抱える苦痛

　下痢・便失禁を伴う瘻孔としては，直腸腟瘻，直腸膀胱腟瘻，直腸膀胱瘻などがあげられる（**図4-14**）[1]．患者は，瘻孔形成により，尿や便などの排泄物が，直腸・腟・膀胱・尿道などの交通路を介して常に排泄されていることへの精神的不安，痛みやにお

表4-4 瘻孔の種類

瘻孔の種類		内容
唇状瘻	内臓の粘膜が見える状態	・瘻管が完全に上皮で覆われ皮膚面に内臓の粘膜が見える状態 ・治癒には手術（瘻孔閉鎖術）が必要である ・例：人工肛門
管状瘻		・皮膚面に内臓の粘膜が見えない瘻孔 ・創の治癒が進むと自然閉鎖する可能性あり ・例：気管瘻・腎瘻

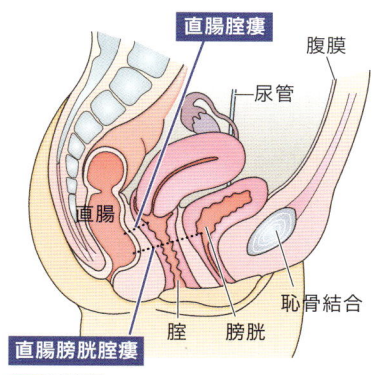

図 4-14 下痢・便失禁を伴う瘻孔の位置例

〔中川ひろみ：瘻孔のケア．松原康美，蘆野吉和（編著）：がん患者の創傷管理．pp.84-91，照林社，2007 を一部改変〕

表 4-5 瘻孔管理に必要な局所の状態のアセスメント

アセスメント項目	必要な情報
瘻孔の発生要因	既往歴，現病歴，手術歴，過去に受けた治療（がん化学療法，放射線治療，ステロイド療法），低栄養の有無など
瘻孔の交通臓器	口腔内，食道，胃，空腸，回腸，大腸，腟，膀胱，尿道など
排液の特徴	排液量，臭気の有無，性状（液体，泥状，固形，ガス），色（透明，黄色，緑，茶色など），酵素活性，pH
瘻孔の形状とサイズ	瘻孔のタイプ（唇状瘻か管状瘻か），瘻孔の数，部位，長さと幅，皮膚と開口部の高さ（周囲皮膚より陥凹，周囲皮膚レベル，周囲皮膚より隆起）周囲の腹壁の状態（骨突起部，瘢痕，深い皺，手術創，ドレーン部位，ストーマなどが近接していないか）瘻孔周囲の筋肉の緊張（硬い，軟らかい，たるんでいる）
瘻孔周囲皮膚の状態	発赤，びらん，潰瘍，浸軟，腫脹，熱感，色素沈着，皮膚障害による痛みなど
瘻孔部の痛み	痛みの程度，痛みが生じるとき（処置時，安静時，体動時など）
日常生活に支障があるか	食事制限，外出制限，復職・復学などの社会復帰制限，臭気の発生，経済的負担，セルフケア可能であるか

〔石濱慶子：がん終末期の瘻孔管理．田中秀子（監修）：事例でわかる皮膚・排泄ケア．pp.72-81，日本看護協会出版会，2010 を一部改変〕

い，皮膚障害など，さまざまな苦痛を抱えていると予測される．

瘻孔管理を行うためには，瘻孔の種類と瘻孔管理に必要な局所の状態を観察し（表 4-5）[2]，アセスメントを行いながらケアを行う必要がある．

3 下痢・便失禁を伴う瘻孔発生時のスキンケア

　直腸膀胱腟瘻とは，直腸・膀胱と腟の間に交通が生じ，腟から尿や便などが排泄されている状態であり，皮膚障害を起こす可能性は高い．

　排泄物の付着を防ぎ，痛みや精神的苦痛を配慮したスキンケアが重要である．

> **事例**
>
> **直腸膀胱腟瘻患者の治療的スキンケア**
> 患者：70歳代，女性
> 診断名：子宮頸がん，肺転移，直腸膀胱腟瘻
> 家族：長男と二人暮らし
> 現病歴：20年前に子宮頸がんにて，手術療法と放射線治療を施行後，放射線性腸炎となり下痢・下血を繰り返していた．その後，尿閉・膀胱出血・左水腎症に対して尿路カテーテルを留置していたが，萎縮膀胱による尿路カテーテル留置不能となり，腟から尿と便が排泄される状態となった．

1 直腸膀胱腟瘻の状態をアセスメント

　患者は，腟から排泄物が常に排泄されていることに対しての病状や予後への不安，がん性疼痛，排泄物の付着による痛みと看護師の清潔行為（皮膚を擦る）に伴う痛みを抱えていると思われた．医師は，患者と家族に症状緩和目的の人工肛門造設術と腎瘻造設術を勧めたが，患者は希望しなかった．

2 皮膚障害の原因とスキンケア方法をアセスメント

　患者の皮膚障害（図4-15a）は，直腸膀胱腟瘻から持続する排泄物の付着による化学的刺激，排泄物が付着するたびに行う清潔行為に伴う機械的刺激，おむつやパッド使用による高温多湿の環境と皮膚の浸軟などが原因により発生していると考えられた．

　皮膚障害を改善するためには，①化学的刺激の除去，②機械的刺激の除去，③皮膚の

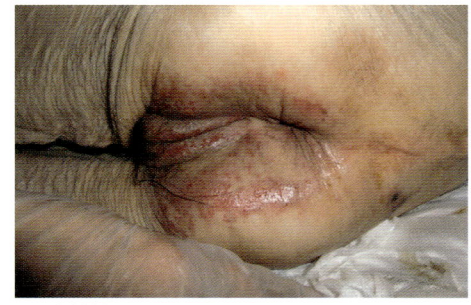

a. 改善前　　　　　　　　　　　　　　　　b. 改善後
図4-15　皮膚障害の状況

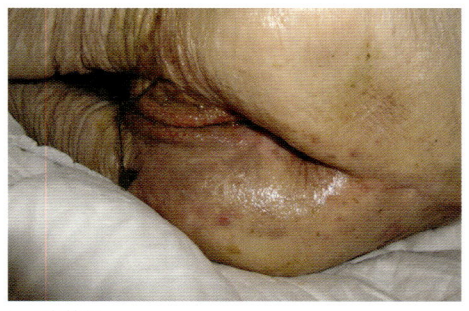

浸軟の除去，④不安や苦痛を表出できる環境が必要であると思われた．

3 スキンケアの実際

① 1日1～2回，泡立てた弱酸性石けんでやさしく洗浄した．
②排泄物の付着により皮膚の浸軟を予防する目的で，撥水性クリーム（リモイスバリア）（→p.91，表4-3）を塗布した．
③発赤とびらんが認められる部位にpH緩衝作用のある粉状皮膚保護剤（プロケアーパウダー）（→p.94，図4-6）を散布した．粉状皮膚保護剤は，消化酵素による便のアルカリ性刺激を弱酸性に緩衝することで，皮膚のバリア機能破綻を予防することができると思われた（コラム「粉状皮膚保護剤含有軟膏を用いたスキンケア」）．
④おむつは，通気性があり水様便をろ過して皮膚への排泄物の付着を低減させる効果のある軟便用パッド（アテントSケア軟便安心パッド）を使用した．
⑤汚染時は，拭き取るだけで皮膚の清浄と保湿効果を併せ持つクリーム状の皮膚清浄剤（リモイスクレンズ）を用いて洗浄を行った．
⑥直腸膀胱腟瘻からの排泄状況と皮膚の状態を確認しながらスキンケアを行ったことで，皮膚障害は改善した（図4-15b）．

4 排泄物のにおいに配慮したスキンケア

下痢・便失禁を伴う瘻孔患者のスキンケアを行う場合，排泄物のにおいに配慮したケアは重要である．

Column
粉状皮膚保護剤含有軟膏を用いたスキンケア

皮膚障害が改善しない場合，粉状皮膚保護剤含有軟膏を用いたスキンケアを行うことがある．

粉状皮膚保護剤含有軟膏とは，粉状皮膚保護剤と油性基材の亜鉛華軟膏を3：7の割合で混合した手作りの軟膏である．亜鉛華軟膏には，創面を保護し炎症を和らげる作用と創傷治癒促進作用があり，粉状皮膚保護剤には，pH緩衝作用がある．粉状皮膚保護剤含有軟膏を厚く塗り重ねるケアは，誰もが確実に行えるケアであり，皮膚障害の治癒促進に効果がある．

《スキンケアの方法》
① 1日1回，弱酸性石けんでやさしく洗浄する．
②粉状皮膚保護剤含有軟膏を，びらんと皮膚障害を起こす可能性が認められる部位に3mm程度の厚みを持たせて塗布する（図：粉状皮膚保護剤含有軟膏を塗布した状態）．排便時には軽く抑え拭きをする程度で，障害部が上皮化するまで厚く塗り重ねる．
③滲出液などによってびらん部分に塗布することが難しいときには，粉状皮膚保護剤を散布し，余分な粉を払い落としてから塗布する．

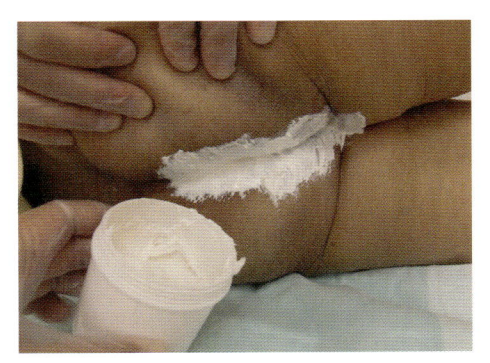

図 粉状皮膚保護剤含有軟膏を塗布した状態

患者は，瘻孔より尿や便が排泄されることに対する精神的苦痛，排泄物のにおいに伴う羞恥心と周囲からの孤立など，さまざまな問題を抱えている．

「におい」に配慮したスキンケアとして，①スキンケアの時間は，食事時間や面会時間などを避ける，②排泄状況を観察しながら，こまめにスキンケアと衣服や下着などの交換を行う，③排泄物が付着したパッドやおむつは，ビニール袋に入れて速やかに処理をする，④スキンケア後は，窓やドアを開放し換気をする，など患者の苦痛に配慮しながらケアを実施した．

5 患者の痛みや不安な思いを配慮したスキンケア

患者は，直腸膀胱腟瘻から持続される排泄物に対して，「腟から便や尿が出ている…なぜ，こんな身体になってしまったのだろう」と言葉にした．病状や予後に対する不安，ボディイメージの変容に伴う精神的苦痛，他人に清潔行為を委ねなければならない羞恥心，清潔行為に伴う痛み，入院期間の延長による孤独感など，さまざまな思いを抱えていると思われた（**図4-16**[3,4]）．患者・家族と相談し，処置前にはNSAIDsを投与し，スキンケア前後の痛みの観察を行った．頻回に患者の元を訪れ，患者の思いを聴きながらスキンケアの内容と頻度を3〜4時間ごとに変更した．

スキンケアを通して患者の思いを表出させることができ，皮膚障害は悪化することなく経過した．

身体的な痛み
・創の感染や炎症による痛み
・洗浄剤・洗浄液の痛み
・排泄物・消化液による化学的刺激から皮膚障害を生じたことによる痛み
・デブリードマンなど外科的処置時の痛み
・医療者の処置行為（手技）に伴う痛み
・処置時の体位や体動制限による痛み

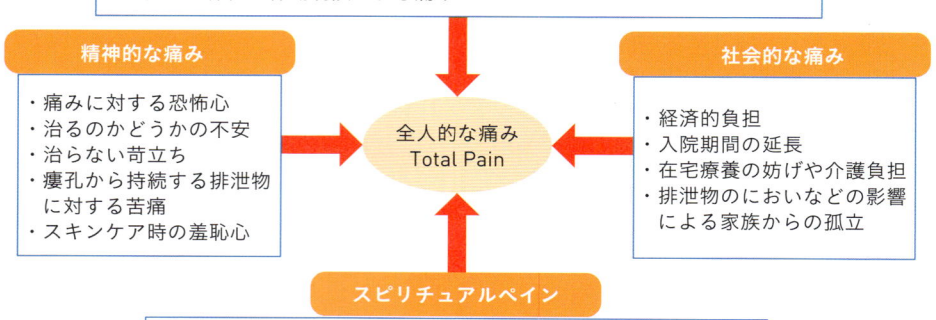

精神的な痛み
・痛みに対する恐怖心
・治るのかどうかの不安
・治らない苛立ち
・瘻孔から持続する排泄物に対する苦痛
・スキンケア時の羞恥心

全人的な痛み Total Pain

社会的な痛み
・経済的負担
・入院期間の延長
・在宅療養の妨げや介護負担
・排泄物のにおいなどの影響による家族からの孤立

スピリチュアルペイン
・なぜ，こんな身体になってしまったのだろう
・なぜ，自分だけこんな痛い思いをしなければならないのだろう
・他人には知られたくない，見せたくない

図4-16 瘻孔がある場合のスキンケア施行時のトータルペイン（全人的な痛み）

〔・祖父江正代：がん患者における褥瘡ケアの視点．祖父江正代・近藤まゆみ（編）：がん患者の褥瘡ケア．pp11-18，日本看護協会出版会，2009．
・武田文和監訳：トワイクロス先生のがん患者の症状マネジメント，第2版．p.14，医学書院，2010を参考に作成〕

4 排泄物の性状・量をアセスメントした排泄ケア用品の選択

　下痢・便失禁を伴う瘻孔患者の排泄ケア用品として，おむつは必須である．しかし，おむつ内は，高温多湿の環境であるため皮膚の浸軟を招き，皮膚障害の発生や細菌感染のリスクは高くなる(コラム「ウイルス性疣贅に注意」)．また，便の性状によっては便がおむつに吸収されずに皮膚に付着していることも多い．下痢・便失禁の患者には，水様便をろ過して皮膚への排泄物の付着を低減させる効果のある軟便用パッド(アテントSケア軟便安心パッド)やシート(軟便モレを防ぐシート)，などを使用し，皮膚障害を予防することが必要である．

　おむつは，患者の皮膚の状況や排泄物の性状と量を観察し，患者の体型や動きに合わせて選択していくことが重要である．

5 症状緩和を目的としたストーマ造設

　放射線性腸炎は，腹部や骨盤腔内の悪性腫瘍に放射線治療を行った後に起こる腸炎である．婦人科や泌尿器科など骨盤腔内の悪性腫瘍に対して照射が施行された場合，直腸，S状結腸，小腸も同時に照射を受けるため，放射線性腸炎を起こしやすくなる．早期障害としては，出血が多くみられ，晩期障害として狭窄，瘻孔の形成などが認められる．狭窄，穿孔，瘻孔を形成したものは難治性であるため，外科手術の適応となり，消化管ストーマを造設することがある．

Column

ウイルス性疣贅に注意

　図(肛門周囲の皮膚障害)は，施設入所中の直腸膀胱腔瘻の高齢患者が，褥瘡外来を受診した時の画像である．患者の肛門周囲皮膚は，色素沈着と硬く肥厚した状態であり，皮膚生検の結果，ウイルス性疣贅と診断された．

　ウイルス性疣贅とは，ヒトパピローマウイルス感染症であり，皮膚・粘膜上皮の角化細胞を標的として小さな傷からも感染するといわれている．患者が入所している施設は，布おむつを使用しており，皮膚の浸軟のリスクは高かったと思われる．また，直腸膀胱腔瘻から常に尿や便が排泄されていたため，排泄物の付着による化学的刺激，清潔行為による機械的刺激などから皮膚障害を繰り返し，脆弱な臀部の皮膚にウイルスが感染し，播種して角化性局面を呈したと考えられた．

　本症例のような臀部のウイルス性疣贅はまれであるが，おむつを使用している患者は増加しており，早期発見と医療者・介護者の感染予防も心がける必要がある．

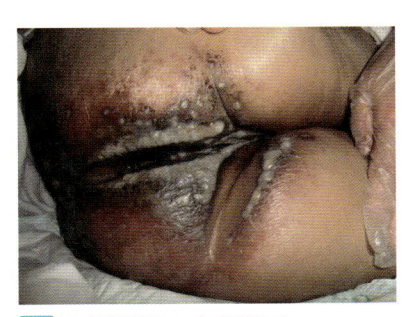

図　肛門周囲の皮膚障害

> **事例**
>
> **小腸腟瘻による症状緩和目的のためのストーマ造設**
> 患者：50歳代，女性
> 診断名：卵巣がんⅢc期，小腸腟瘻
> 家族：夫，実母との3人暮らし
> キーパーソン：夫
> 現病歴：卵巣がんにて手術療法を施行後，腟断端再発の止血目的のための放射線治療（外照射：45 Gy），レジメンを変更しながら化学療法などの治療を受けていたが，小腸腟瘻が発生した．

1 小腸腟瘻による皮膚障害の状況をアセスメント

患者は，会陰部〜肛門周囲にかけて発赤とびらんなどの皮膚障害を発生しており，「おしりが痛い．いつ便が出るかわからない．夜もぐっすり眠れない」と苦痛を訴えた．患者の皮膚障害は，アルカリ性の刺激が強い水様便の付着による化学的刺激，1日20回以上の排泄時の清潔行為に伴う機械的刺激，パッド使用による摩擦と高温多湿の状況により発生したと思われた．

2 治療的スキンケア

①患者・家族と相談し，1日1〜2回，シャワー浴時に弱酸性石けんでやさしく皮膚を洗浄した．排泄物の付着による化学的刺激や皮膚の浸軟を予防する目的で，撥水性クリーム（リモイスバリア）を塗布した．
②発赤が認められる会陰部〜肛門周囲にかけて粉状皮膚保護剤（プロケアーパウダー）を散布した（図4-17）．
③温水洗浄便座の設定は「弱」にし，拭き取るときは，付着しているものを無理に取ろうとせず，押さえ拭きとした．

3 小腸腟瘻による症状緩和を目的としたストーマ造設術

治療的スキンケアにより，皮膚障害は改善し痛みも軽減してきたが，主治医は，症状緩和を目的としたストーマ造設術を勧めた．患者・家族は，「また痛い思いをするのであれば，ストーマを造ったほうがいい」とストーマ造設術を希望した．

ストーマサイトマーキング（図4-18）を実施しながら，患者・家族の小腸腟瘻形成に伴う精神的苦痛などの思いを傾聴した．

患者の右下腹部には，回腸双孔式ストーマが造設された（図4-19）．ストーマを造設したことで，患者の会陰部〜肛門周囲にかけての皮膚障害や排泄物の付着に伴う苦痛は緩和され，化学療法を継続することができた．

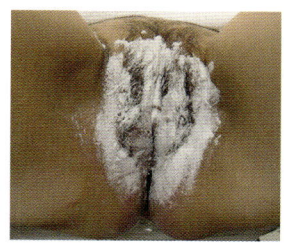

図 4-17 粉状皮膚保護剤を散布 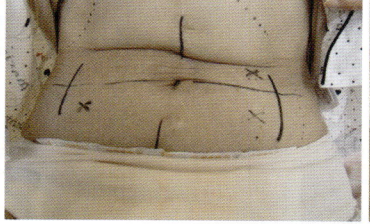　　図 4-18 ストーマサイトマーキング 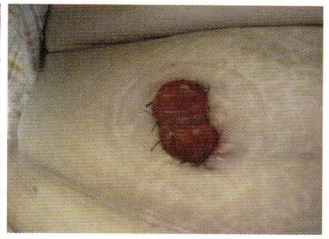　　図 4-19 術後3日目の状態（回腸双孔式ストーマ）

　がん患者の下痢・便失禁を伴う瘻孔ケアには，①瘻孔周囲の皮膚障害の予防と治癒促進に向けてのスキンケア，②痛みのコントロール，③創処置に伴う苦痛や不安の緩和，④においへの対策，⑤脱水や電解質異常，低栄養状態などの予防と改善，⑥コストパフォーマンス，などを考慮したケアが必要である．また，がん終末期は症状緩和が中心となるため，患者・家族にとって苦痛なくQOLの向上が図れるように，感染予防と皮膚障害の発生や悪化を予防することが重要となる．

　患者の側にいる私たち医療者が，日々の皮膚の観察のもとに適切なタイミングでスキンケア用品を選択し，患者・家族の思いや希望を尊重しながら瘻孔ケアを行うことで，痛みや不安の緩和へとつながっていくと考える．

文献

引用文献

1) 中川ひろみ：瘻孔のケア．松原康美，蘆野吉和（編著）：がん患者の創傷管理．pp.84-91，照林社，2007．
2) 石濱慶子：がん終末期の瘻孔管理．田中秀子（監修）：事例でわかる皮膚・排泄ケア．pp.72-81，日本看護協会出版会，2010．
3) 祖父江正代：がん患者における褥瘡ケアの視点．祖父江正代・近藤まゆみ（編）：がん患者の褥瘡ケア．pp11-18，日本看護協会出版会，2009．
4) 武田文和監訳：トワイクロス先生のがん患者の症状マネジメント，第2版．p.14，医学書院，2010．

参考文献

1) 井本俊子：便失禁による皮膚障害の予防とケア．祖父江正代：がん患者の皮膚障害．pp.97-103，サイオ出版，2015．
2) 内藤亜由美：瘻孔周囲のスキントラブル．内藤亜由美，安部正敏：スキントラブルケアパーフェクトガイド．pp.149-153，学研メディカル秀潤社，2013．
3) 日本看護協会認定看護師制度委員会創傷ケア基準検討会（編著）：創傷ケア基準シリーズ2 瘻孔・ドレーンのケアガイダンス．日本看護協会出版会，2002．
4) 松原康美：がん性創傷と周囲皮膚のアセスメント．松原康美，蘆野吉和（編著）：がん患者の創傷管理．pp.26-44，照林社，2007．
5) 祖父江正代：ドレッシング材交換時の痛みのマネジメント．Expert Nurse 26(14)：48-53，2010．

（杉本　はるみ）

第 5 章

消化管ストーマ造設患者のケア

1 術前のケア

　消化管ストーマ（以下，ストーマ）造設術を受ける患者は，がんになったこと，あるいはがんの進行という衝撃に加え，ボディイメージの変化に伴うさまざまな思いを抱く．医師からストーマ造設を告げられた瞬間，「ストーマになるなんて想像もしていなかった」「がんになったことよりショック」という患者もいる．

　多くの患者や家族は，「人工肛門」や「ストーマ」という言葉を聞いたことがあっても，実際にどのようなものなのかはまったくイメージできず，漠然とした不安を抱えていることがある．一方，知人から聞いたりインターネットで調べた情報が多すぎて，整理できず困惑していることもある（**図 5-1**）．

　それゆえ，ストーマ造設が必要と告げられた場合は，できるだけ早い時期から患者にアプローチすることが重要である．本項では，消化管ストーマ造設患者への術前ケアと

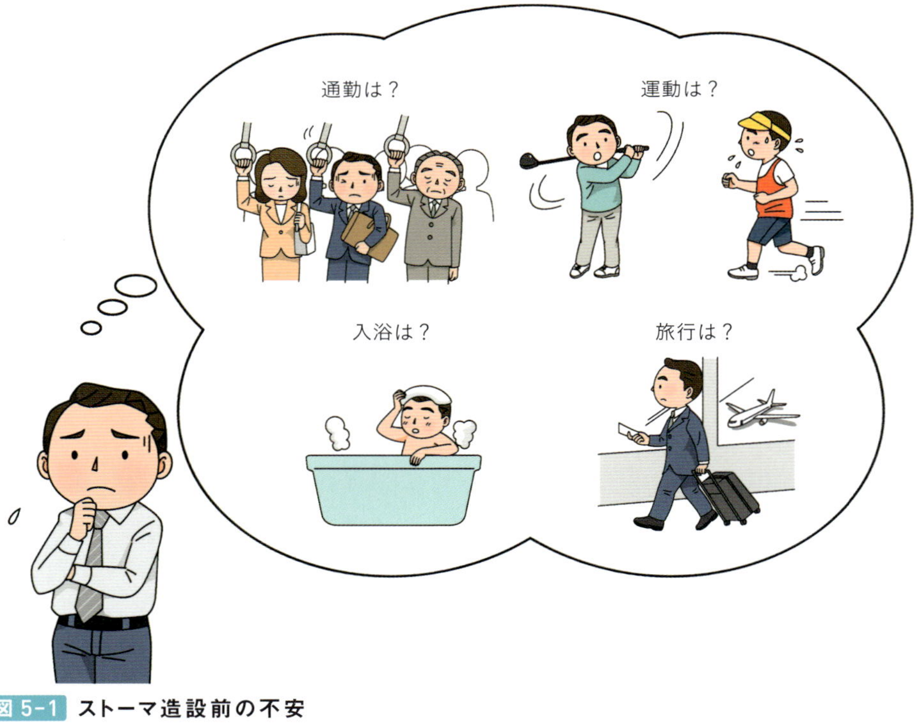

図 5-1 ストーマ造設前の不安

> **表 5-1** ストーマ造設における術前ケアの目標
>
> 患者および家族が理解，納得したうえでストーマ造設術に臨める
> - ストーマとはどのようなものかを理解できる（情報提供と相談）
> - 術後の局所管理方法や日常生活がイメージできる（情報提供と相談）
> - 管理しやすい位置にストーマが造設されるよう準備する（マーキング）

して，情報提供と相談，ストーマサイトマーキング（stoma site marking，以下マーキング）について概説する．

1 術前ケアの目標（表 5-1）

　術前ケアの目標は，患者および家族が安心し納得したうえでストーマ造設術に臨めることである．そのためには，患者がストーマとはどのようなものかを理解でき，術後の局所管理方法や日常生活がイメージできること，管理しやすい位置にストーマが造設されるように準備することである．

　がんでストーマ造設の適応となるのは，直腸がんの根治手術，がんの進行および腹膜播種に伴う腸閉塞，超低位前方切除後の縫合不全予防，腸管吻合術後の縫合不全，放射線治療やがん浸潤による瘻孔形成（直腸腟瘻孔，直腸膀胱瘻，腸管皮膚瘻など）などがある．

　ストーマが一時的か永久的かは，がんの部位，進行度，患者の全身状態などにより，術前から決まっている場合と，術後の経過により判断される場合がある．

　ストーマ造設に至るまでの経過や身体的な状況は，個人によって異なる．がんと診断されたばかりの人もいれば，化学療法や放射線治療を受けてきたのにもかかわらずがんが再発・転移している人もいる．患者へのアプローチは，これまでの経過，現在の身体状況，心理状態を理解し，目標を共有することが重要である．

2 情報提供と相談

1 術前から情報提供と相談が必要な理由

　ストーマによる障害は，脳梗塞や事故による脊髄損傷などと異なり，手術を受ける前から，その障害（ストーマをもつこと）の種類や程度を予測できる．そのため障害をもつ前（術前）からリハビリテーションを開始することが可能である．

　個別的な相談と，適切な情報提供は，術前の不安を軽減したり，手術への意思決定を支援するだけでなく，患者・家族と医療者の信頼関係構築にもつながる．また，個別的な術前教育を受けた患者は，術後のストーマ管理においてセルフケアが早期に確立すること[1]，皮膚障害や漏れの頻度を軽減することにも関係するといわれている[2]．さらに，術前から段階的にストーマケア指導を受けた患者は，自己適応が高いことが明らかにされている[3]．以上のことから，術前ケアは緊急手術以外，可能な限り行う必要がある．

表 5-2　ストーマ造設前の情報提供と相談の主な内容

- ストーマとは
- 使用装具
- 局所管理方法
- 日常生活（食事，入浴，衣服，におい，仕事，旅行など）
- 合併症の予防と対策
- 災害時対策
- 入院中のケア（マーキング，装具交換の習得，ストーマ周囲抜糸など）
- 退院後の相談窓口およびストーマ外来
- 社会福祉制度の紹介
- 療養生活支援に関する相談（訪問看護，介護など）
- 社会経済的な相談（仕事，装具費用など）

2　実施のタイミング

　ストーマは排泄と直結するので，羞恥心や自尊心にもかかわる．また専用の装具を装着するため，専門的な知識と経験を有する看護師（皮膚・排泄ケア認定看護師，ストーマ認定士など）や社会福祉士が，個別に面談するのが望ましい．

　しかし昨今では，手術の1〜3日前に入院することが多く，入院後に人材，時間，場所を確保することが難しいことがある．このような場合は，入院前に外来予約制で術前教育を実施している施設もある．ストーマの術前教育を外来予約制にすることで，専門職が患者の個別的な相談に応じる時間と，プライバシーの保てる場所を確保でき，患者の不安や悩みを聴きタイムリーに専門的な情報を提供することが可能である[1]．

3　ケアの実際（表 5-2）

■患者の受けとめ方を確認

　患者との面談前に，予定術式，ストーマの種類，手術予定日，患者や家族への説明内容，手術に同意しているかを確認する．患者との面談では，まずストーマ造設についてどのように受け止めているかを聴く．たとえば「手術についてどのように聞いていますか？」などと尋ねる．医師の前では手術に同意していても内心は「手術が必要なことはわかっているけれどストーマだけは避けたい」「ストーマになったら仕事を続けられないかもしれない」と思っている患者もいる．このような思いを傾聴しながら必要な情報を提供する．

■情報提供の内容

　情報提供の内容は，ストーマとはどのようなものか，どこに造られるのか，従来の肛門との違い，排泄物の性状と量，使用装具，局所管理，日常生活，合併症の予防と対策，入院中のケア，退院後の相談窓口，社会福祉制度に関することなどがあげられる．悩みや心配ごとは人それぞれだが，個人の日常生活や周囲環境を想定しながら，具体的にアドバイスすることが大切である．たとえば，通勤時の路線でどの駅にトイレがあるかを確認しておく，オストメイト対応トイレの表示と仕組みについて説明する，温泉に入るときには目立たないようにストーマ袋をコンパクトにたたむ方法など，実物を見せ

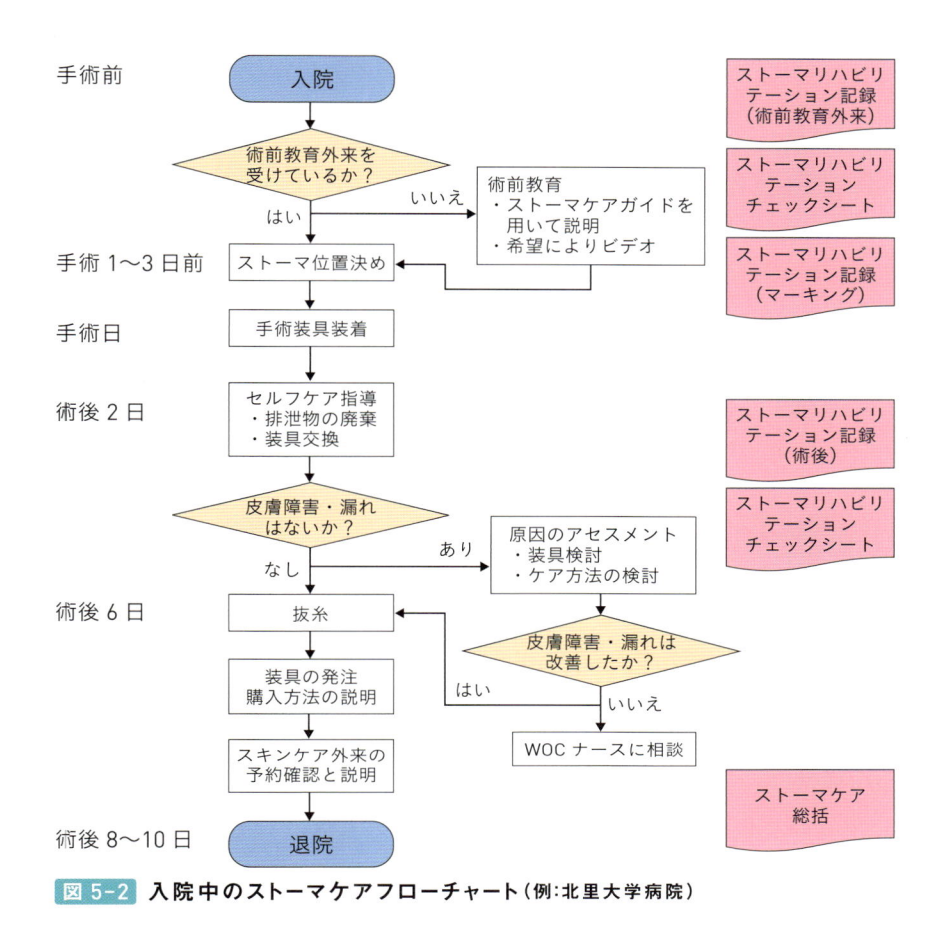

図 5-2 入院中のストーマケアフローチャート（例：北里大学病院）

ながら説明する．
　患者の理解を促進するための情報提供ツールとして，ストーマケアと日常生活に関する説明文書や図が掲載された小冊子やパンフレット，術後に使用する装具，ストーマの模型，クリニカルパス，入院中のストーマケアの流れを示したフローチャートなどを活用する（**図 5-2**）．

3 マーキング

1 マーキングが必要な理由

　マーキングとは，手術前にストーマ造設予定部位に印をつけておくことをいう．マーキングの目的は，患者の QOL 向上と合併症の予防である．マーキングにより，確実に装具が装着できる位置にストーマが造設されれば，便漏れやスキントラブルを最小限にすることができる．一方，マーキングを実施せずに局所管理が困難な位置にストーマが造設された場合は，便漏れやスキントラブル，頻回な装具交換などから，日常生活に支障をきたし，精神的ストレスや経済的負担にもなり得る．

したがってマーキングは，緊急手術，一時的ストーマ，ストーマ造設の可能性が少しでもある場合には必ず行う必要がある．なお，マーキングは平成24年度より「人工肛門・人工膀胱造設術前処置加算(450点)」として手術に付随する処置として，診療報酬算定の対象になっている．

2 マーキングの基準(表5-3，4)

マーキングの基準には，クリーブランドクリニックの5原則が広く用いられている[4]．また大村ら[5]はクリーブランドクリニックの原則の妥当性を検証し，修正したマーキングの基準として4項目をあげている．マーキングはこれらの基準に則り，手術の1〜2日前に行う．

3 マーキングの手順

■実施前の確認

- マーキングを実施する前に，予定術式，手術日，マーキング位置，患者や家族への説明内容を確認する．
- 腹直筋外縁は，腹部の触知だけではわかりにくいこともあるので，事前にCT画像で腹直筋の幅(cm)を確認しておくとよい．

■必要物品の準備

- マーキングディスク，水性ペン，マーキングペン，ノギスまたはメジャー，温タオル，デジタルカメラなどを準備する．
- マーキングディスクは大中小の3サイズあり，大サイズは直径7.5 cmで主に肥満者用，中サイズは直径7 cmで主に成人用，小サイズは直径6 cmで主に小児用およびやせ体型の人に使用する．

表 5-3　クリーブランドクリニックの5原則

1. 腹直筋を貫く位置
2. 腹部脂肪層の頂点
3. 本人が見ることができ，セルフケアしやすい位置
4. 皮膚のくぼみ，しわ，瘢痕，上前腸骨棘を避けた位置
5. 臍より低い位置

(Erwin-Toth P, Barrett P：Stoma site marking：a primer. Ostomy Wound Management 43(4)：18-22, 1997.)

表 5-4　大村らの基準

1. 腹直筋を貫通させる
2. あらゆる体位(仰臥位，坐位，立位，前屈位)をとってしわ，瘢痕，骨突起，臍を避ける
3. 座位で患者自身が見ることができる位置
4. ストーマ周囲平面の確保ができる位置

(大村裕子，池内健二，大塚正彦，ほか：クリーブランドクリニックのストーマサイトマーキングの原則の妥当性．日本ストーマリハビリテーション学会誌 14(2)：33-40, 1998.)

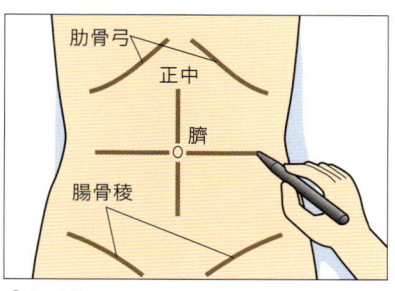

①仰臥位になってもらい，腹壁を観察する．その後，水性ペンで肋骨弓，腸骨稜，臍，瘢痕創を中心として正中・左右に線を引く．

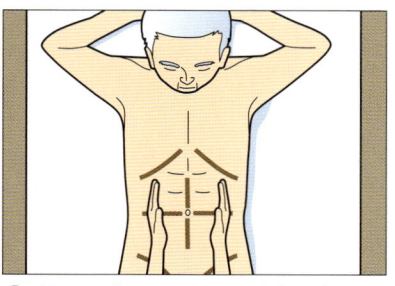

②手を頭の後ろにして顔を腹部へ向けてもらい，腹直筋を視認する．そして腹直筋の外縁を触診し，腹直筋外縁に線を引く．

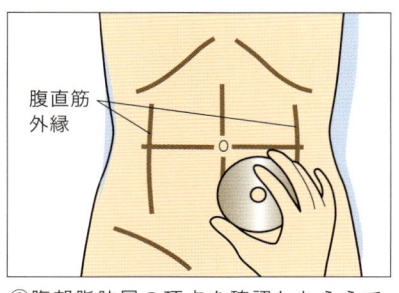

③腹部脂肪層の頂点を確認したうえでマーキングディスクを腹壁の最も安定した位置に置き，印をつける．マーキングディスクは腹直筋外縁，臍を中心とした正中線・左右線から逸脱しない部分に置く．

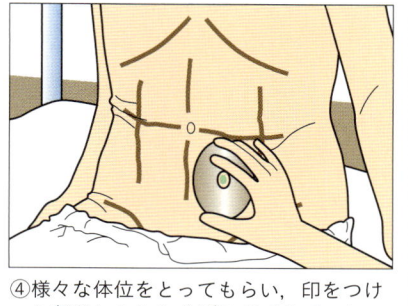

④様々な体位をとってもらい，印をつけた部分にしわやくぼみができていないか，マーキングディスクを当てて平らな面が得られるかどうか確認する．

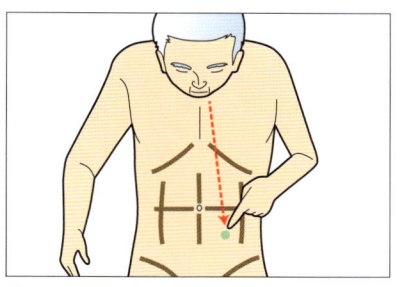

⑤印をつけた部分を指さしてもらい，患者自身が見える位置であることを確認する．

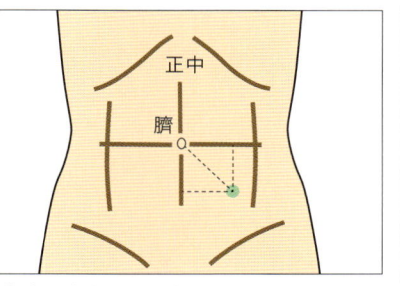

⑥臍，瘢痕創，正中，骨突起部などからの距離，坐位時のしわやたるみ，特記事項を診療録に記載する．電子カルテの場合，シェーマや写真を添付する．

図 5-3 マーキング実施時の手技

〔松原康美：術前教育とストーマサイトマーキング．看護技術 58(11)：25, 2012.〕

- 印をつけるとき，従来はピオクタニン(紫色の色素)を皮膚に垂らして注射針で穿刺する方法が主体であった．しかしこの方法は，痛みを伴い，皮膚障害のリスクもあることから，最近では，マーキング専用のペン，ヘナ(1〜2週間で消えるボディペインティング専用の染料)，アイライナー(目元に施す化粧品)，放射線照射部位の位置決めに用いるスキンインクなどが使用されている．これらは皮膚に塗布するだけなので痛みを伴うことがない．

■**患者への説明**
- マーキングを行う目的，方法を説明する．
  - →患者の理解力や意識状態によっては，必要に応じて家族に同席してもらう．
  - →このとき，患者は手術を目前に不安と緊張が高まっている．一方で，がんの進行による腸閉塞（イレウス）のため緩和ストーマを造設する場合は，「腹部の張りが取れて少しでも楽になれば」「手術後はイレウス管が抜ける」「食事が摂れるようになる」と期待している患者もいる．
- マーキングは，単に印をつけるだけではなく，このような不安や期待を理解し，患者とともに術後の生活をイメージしながら実施する必要がある．
- 手術所見によっては印をつけた部位にストーマを造ることができない場合もあることを説明しておく．

■**腹部に印をつける**（図 5-3）
- まず臥位で腹壁を観察する．
  - →このとき，腹部膨満感，腹部の腫瘍や炎症，悪心等がある場合，実施時間や体位などに配慮し，患者の苦痛を最小限にするよう努める必要がある．
  - →腹壁は年齢，体格，腹部手術の既往，腸閉塞や腹水貯留の有無などにより状態が異なる．
  - →臥位で肋骨弓，腸骨稜，臍，瘢痕創，腹直筋外縁を確認する．
  - →瘢痕創は必ず避ける必要がある．
  - →可能であれば装具装着を考慮し，瘢痕創から 5 cm 以上離れた位置が望ましい．
  - →医師の指示のもと，患者の状況に応じて数か所に印をつける．
- 次に，さまざまな体位をとりながら，印をつけた位置が適切か判断する．
  - →臥位で印をつけた後，側臥位，坐位，ファーラー位，立位などをとってもらいながら，腹部の凹凸，腹壁のしわやたるみ，骨突起部，腹部脂肪層の頂点を確認する．
- 数か所に印をつけた場合は，優先度を決めておく．

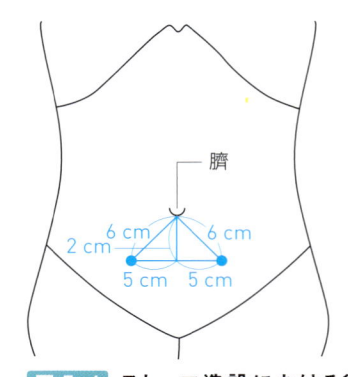

図 5-4 ストーマ造設における術前ケアの記録（例）

■ 記録（図 5-4）
- マーキングの位置は，臍，瘢痕創，正中，骨突起部等からの距離を明記する．
- また，坐位時のしわやたるみ，患者の反応，皮膚の状態などの特記事項，実施者（医師，看護師）を記載する．

> がんという疾患に加えてストーマ造設を告げられた患者の心情はさまざまであり，その障害をのりこえていくためには，患者自身の意識だけではなく，周囲のサポートが大いに影響する．
> 　術前ケアは，ストーマリハビリテーションの促進につながる．パンフレットで通り一遍の説明をするだけではなく，患者の気持ちに寄り添い，リハビリテーションのパートナーとしてかかわるという意識をもち，患者にアプローチすることが重要である．

◆ 引用文献

1) 松原康美，稲吉光子：チーム医療による外来でのストーマ術前教育の導入前後の比較検討．日本ストーマ・排泄リハビリテーション学会誌 29(2)：14-23，2013．
2) Pittman J, Rawl SM, Schmidt CM, et al：Demographic and clinical factors related to ostomy complications and quality of life in veterans with an ostomy. Journal of Wound, Ostomy & Continence Nursing 35(5)：493-503, 2008.
3) 祖父江正代，前川厚子，竹井留美，ほか：ストーマ保有者が受けたケアと自己適応との関連性の分析．日本創傷・オストミー・失禁ケア研究会誌 10(2)：30-39, 2006．
4) Erwin-Toth P, Barrett P：Stoma site marking：a primer. Ostomy Wound Management 43(4)：18-22, 1997.
5) 大村裕子，池内健二，大塚正彦，ほか：クリーブランドクリニックのストーマサイトマーキングの原則の妥当性．日本ストーマリハビリテーション学会誌 14(2)：33-40, 1998．

（松原　康美）

2 術後入院中のケア

1 消化管ストーマの分類

消化管ストーマは，以下により分類される（**表5-5**）．

■ 将来ストーマの閉鎖が可能か否かによる分類

永久的ストーマは生涯にわたりストーマを保有する場合である．それに対し，一時的ストーマはストーマの閉鎖が予定されている場合をいう．

一時的ストーマは，術後入院中に閉鎖術を行う場合と，いったん退院し術後数か月してから閉鎖術を行う場合がある．後者の場合は，退院後に手術前と変わらない日常生活に戻るための指導が必要となる．一時的ストーマ造設計画の予定であっても，全身状態・合併症の有無・予後などによっては永久的ストーマとなることがある．

■ 造設する腸管による分類

ストーマが造設される腸管によって，結腸ストーマと小腸ストーマに大別される．

S状結腸や下行結腸のストーマでは，約100～200 g/日程度の軟便～有形便が排泄される．術直後の排便は不規則で，術後1～2か月経過したころに排便パターンが決まることが多い．横行結腸や上行結腸ストーマは泥状便～粥状便が排泄され，食事や体調などによっても性状や量が変化する．これらは肛門から排泄される便と同様のガスやにおいがある．

小腸ストーマでは，術直後1,000～2,000 mL/日以上の便が排泄されるが，徐々に減少して600～800 mL/日程度の水様便～泥状便となる．排泄される便はアルカリ性で消化酵素の活性が高いが，結腸ストーマと比較して便臭は少ない．

表5-5 消化管ストーマの分類

将来ストーマの閉鎖が可能か否かによる分類	・永久的ストーマ ・一時的ストーマ		
造設する腸管による分類	・結腸ストーマ	・上行結腸ストーマ ・下行結腸ストーマ	・横行結腸ストーマ ・S状結腸ストーマ
	・小腸ストーマ	・空腸ストーマ ・回腸ストーマ	
開口部の数と形態による分類	・単孔式ストーマ		
	・双孔式ストーマ	・ループ式ストーマ ・二連銃式ストーマ ・分離式ストーマ	

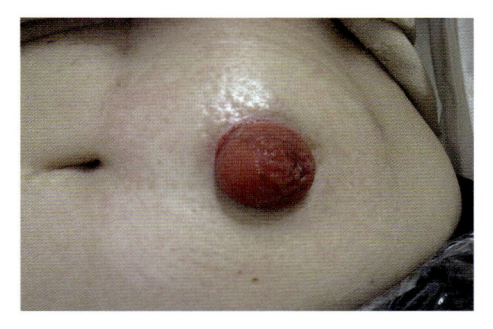

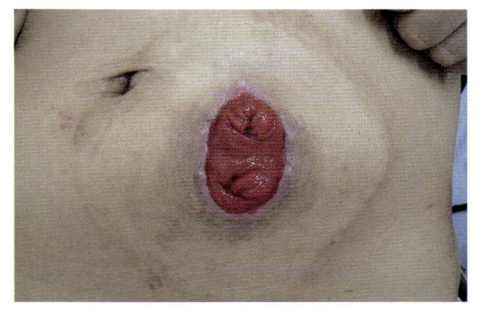

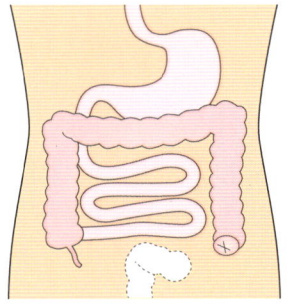

S状結腸単孔式ストーマ　　　　　　　横行結腸双孔式ストーマ

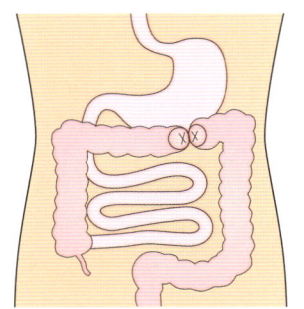

図 5-5　単孔式ストーマ　　　　　　　図 5-6　双孔式ストーマ

■ 開口部の数と形態による分類

　開口部の数により，単孔式ストーマと双孔式ストーマに大別される（図 5-5, 6）．
　単孔式ストーマは開口部が1つのもので，永久的ストーマとなるときに用いられることが多い．一方，双孔式ストーマでは，口側腸管と肛門側腸管の2つの開口部からなり，一時的ストーマとなるときに用いられることが多い．

2　消化管ストーマ造設の対象と術式

対象

　消化管ストーマを要する疾患病態として以下にあげる骨盤内の悪性腫瘍がある．

■ 永久的ストーマ造設の対象

　直腸がんで肛門管の周囲近くに悪性腫瘍があり自然肛門を温存できない場合や，自然肛門の機能不全で排便管理が困難な場合がある．
　また，根治術が困難な大腸がん，卵巣がんや子宮がん，腹膜播種などによる腸管狭窄や腸閉塞に対し，症状緩和を目的としてストーマが造設される場合がある（→ p.140）．

■ 一時的ストーマ造設の対象

　病変部や手術による消化管の吻合部に排泄物が通過することを避けるために，その部分よりも口側に造設される．具体的には，大腸がんで大腸切除後の縫合不全を予防する場合や縫合不全発生時，全身状態が悪く一時的に腸管吻合が困難と予測される場合などに造設される．また，大腸がんによるイレウス（腸閉塞）など通過障害がある場合には，

術後入院中のケア　119

腸管の減圧目的で通過障害が生じている部位よりも口側にストーマが造設されることもある．そのほか，がんの浸潤や放射線治療などにより発生した直腸腟瘻・直腸膀胱瘻などに対しても一時的ストーマが造設されることがあり，なかには瘻孔が閉鎖しないため，永久的ストーマとなる場合もある．

主な術式

腹会陰式直腸切断術（マイルズ手術）

　下部直腸がんや肛門がんではマイルズ手術が行われる．肛門および直腸を含む部位が切除され，肛門部は縫合されるため，肛門からの排泄が不可能となる．そのため，切断した腸管の断端を腹壁に縫合し単孔式ストーマを造設し，新しい排泄口として機能させる．

ハルトマン手術

　直腸がんや腫瘍・がんによる腸穿孔などではハルトマン手術が行われる．直腸や肛門は残存しているため，旧肛門から白色または黄色様の粘液が排泄されることがある．永久的ストーマとなることが多いが，大腸がんによるイレウスなどでは一時的ストーマとして造設されることもある．

covering stoma（diverting stoma）

　直腸がんの低位前方切除術などでは，腸管吻縫合部の安静を保つことを目的とし，回腸または横行結腸に一時的に双孔式ストーマを造設することがある．数か月後に吻合部の状態および肛門機能を確認したうえでストーマ閉鎖術が行われる（→ p.133）．

3 セルフケア確立に向けての支援

1 手術直後のケア

手術室にて，術後初めての装具を装着

- ストーマや粘膜皮膚縫合部，排泄物を観察できる透明の消化管用ストーマ袋を用いる．
- ストーマ粘膜は浮腫があり損傷しやすいため，面板の穴あけはストーマ径よりも3〜5mm程度大きく開ける．
- 術直後は臥位のため，排泄物の廃棄がしやすいようにストーマ袋の排泄口が体の横側になるように装着する．

病棟帰室後の観察と装具選択のポイント

　→近接する開腹創とともにストーマの色・粘膜の浮腫の状態，出血，壊死の有無などを観察する．

- 装具選択のポイント

　【予定手術の場合】術前の腸管処置が行われているため，腸蠕動の回復に伴い，少量ずつ水様の排泄物を認める．ストーマ粘膜を傷つけず，皮膚保護作用と防臭効果があり，装着時に腹部を圧迫しない，単品型装具または二品型装具での嵌合部分が浮動型の消化管用ストーマ袋を選択する．

【緊急手術の場合】腸管内に排泄物が残留しているため，ストーマの造設部位にかかわらず術直後から排泄物がみられることがある．そのため，比較的耐久性のある皮膚保護剤が用いられた装具を選択する．

- 術後の身体的な苦痛や術後経過，医療者の言動や態度，提供されるストーマケア，家族の受け入れ状態により，患者のストーマに対する印象や心理状態は変化する．患者の気持ちを理解し，短時間に手際よくケアするなど安心できるストーマケアを提供する．

2 セルフケア指導（表 5-6）

■ セルフケア指導の準備，進め方

- 患者が参加しやすい環境を作ることが重要である．短い入院期間で効率的にセルフケア指導を進めていくためには，術直後からの装具交換の機会をすべて活用し，患者のセルフケア能力に合わせて計画的に進める．
- ストーマ袋に排泄物がたまり，ふくらみや重さを感じることによって排泄処理のタイミングを確認することができるようになることを伝える．

■ セルフケア指導の実際

- 装具交換のセルフケア指導は，段階的にケアの主体を看護師から患者に移行していくとよい．
- 第 1 段階では，セルフケアの導入として看護師は装具交換を説明しながら行う．
  →装具交換の基本手順は，①装具を剥がす，②ストーマ周囲皮膚を洗う，③新しい装具を貼る，ということを説明する．
  →仰臥位で装具交換をする際はケア場面を直接見ることができないため，これから行うこと・行っていることを簡潔にわかりやすい言葉で説明する．
  ＊仰臥位ではストーマを直視しにくいため，可能であれば仰臥位よりもファーラー位などでケアを行い，患者が視線を下げればケアを見ることのできる環境を整える．
- 患者からの質問があれば，その機会を逃さず回答する．
  →セルフケア指導を進めるきっかけになる．
- ストーマの造設部位により便の性状や量が異なるため，ケアをしながら，便の性状や量が今後どのように変化していくのかを説明する．
  →ストーマは，①排泄物をためる部分がない，②排泄物をコントロールする括約筋がない，③便意がなく，不随意に排泄物が出る，④食事の量や内容，体調，薬剤など

表 5-6 装具交換のセルフケア指導

第 1 段階	看護師が装具交換について説明しながら行う （患者：見学，看護師：実践）
第 2 段階	看護師が実践しながら，部分的に患者に参加してもらう （患者：部分的に実践，看護師：患者の介入を促す）
第 3 段階	患者が主として実践し，看護師は患者のできない部分を介助する （患者：実践，看護師：部分的に援助）
第 4 段階	患者がすべて実践し，看護師は必要に応じてアドバイスをする （患者：実践，看護師：助言）

によって，排泄物の性状や量が変化する，などを適時説明する．
- 患者の状況をみながら，セルフケアを第1段階から第4段階まで進めていく．
  →ストーマ袋の方向も斜め下方向，真下方向と段階的に患者自身がケアしやすいように向きを変更していく．

■ セルフケアの習得～適応

　身体的な回復やセルフケアの習得が進むにつれて，新たな排泄口であるストーマを自分の身体の一部と認められるようになる．また，ストーマ管理について「自分でできるかもしれない」と気持ちも変化していく．次第にストーマを保有した自分の生活を考えられるようになり，適応の段階へと進んでいく．

3 セルフケアが進みにくい場合

■ 高齢者のストーマ造設

　高齢者のストーマ造設が増え，セルフケアの確立に時間を要する場合もある．日々の生活の中で身の回りのことを自立して行っているか，少し介助を要するか，あるいはほとんど他者の介助を要するかによって介入の方法は異なる．術前からのアセスメントを基に患者家族などのキーパーソンの支援を得ることも重要である．そのためにキーパーソンの生活背景も把握し，入院中の指導スケジュールを相談し，セルフケア指導に同席できる日時・回数を設定することも必要である．入院期間内に最低限排泄物の処理を行えれば退院後に，家族や地域のサポートを受けて，予定外に漏れたときの対応やセルフケアの確立を目指すことも可能である．

■ 患者以外にストーマケアを実践できる人の確保

　患者が何らかの理由でストーマのセルフケアが行えないときに，ストーマケアを実践できる人がいることで精神的に安心感をもてる．家族と時間を合わせて，ストーマケアに同席できる機会を計画し，患者と一緒に指導を行う．退院後に訪問看護師の導入が必要な場合には，入院中，もしくは入院前からケアマネジャーや訪問看護師との連携を図り，個々の状態に応じて入院中のセルフケアのゴールを設定し，退院支援を行う．

4 装具交換の手順

■ 必要物品の準備

- ストーマ装具
- 油性ペン
- はさみ
- ストーマゲージまたはノギス
- ガーゼまたは不織布
- ビニール袋
- 皮膚洗浄剤
- 微温湯
- 皮膚剝離剤
- 粉状皮膚保護剤
- 必要に応じて用手成形皮膚保護材など

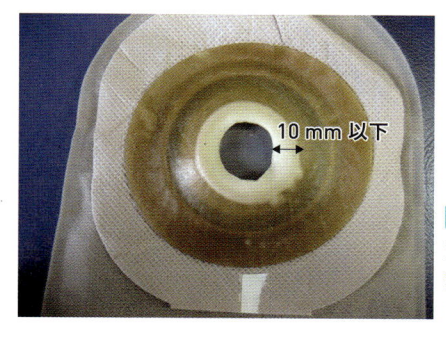

図 5-7 装具交換の目安（面板裏側）
定期的に安定した装具交換を行うためには，装具皮膚保護剤の溶解・膨潤度が 10 mm 以下であることが 1 つの目安である．

■装具交換の流れ

①ストーマ袋内の便は排出しておく
②装具交換に必要な物品を準備する
③装具を愛護的に剝がす
④ストーマ周囲に付着している便を拭き取る
⑤面板の裏側を観察する（溶解・膨潤の程度や便の潜り込み）
⑥ストーマ周囲皮膚をやさしく洗浄する
⑦ストーマおよび周囲皮膚の観察をする
⑧ストーマサイズより 2〜3 mm 大きく面板の穴あけサイズを調整する（切る，広げるなど）
⑨装具を装着する

■装具交換間隔
- 定期的に安定した装具交換を行うためには，皮膚保護剤の溶解・膨潤度が 10 mm 以下であることが 1 つの目安となる（図 5-7）．

■面板の穴あけサイズ
- 退院後約 1〜3 か月でストーマの浮腫が軽減するため，ストーマサイズが変化しやすい．
  → ストーマ近接皮膚の露出が 5 mm 以上にならないように前回の装具の型紙をあててみる．その際，皮膚が露出しすぎていないか，ストーマ周囲皮膚の発赤などの皮膚障害が発生していないかを確認する．皮膚の露出が広い場合は面孔の穴あけサイズを縮小する．

参考文献
1) 日本ストーマ・排泄リハビリテーション学会（編）：ストーマ・排泄リハビリテーション学用語集，第 3 版．金原出版，2015．
2) 松原康美（編）：ナーシング・プロフェッショナル・シリーズ　ストーマケアの実践．医歯薬出版，2007．
3) 日本ストーマリハビリテーション講習会実行委員会（編）：ストーマリハビリテーション　実践と理論．金原出版，2006．
4) 穴沢貞夫，大村裕子（編）：ストーマ装具選択ガイドブック　適切な装具の使い方．金原出版，2012．

（山田　尚子）

3 日常生活における情報提供

　がんの告知よりも，ストーマ造設のほうがショックだと言われるほど，患者はストーマに対して負のイメージを抱くことが多い．看護師は，ストーマの構造や機能，日常生活の様子などを具体的に情報提供していく必要がある．

　情報提供においては，ストーマ造設の目的や病状，今後の治療予定を把握し，時期と必要に応じて，患者の受け止めかたや反応を確かめながら行うことが大切である．

1 日常生活における留意点

生活指導項目

■入浴

　排泄がある食後1時間以内は避け，入浴前にストーマ袋内の排泄物を廃棄し，入浴後は装具の水分を拭き取る．必要に応じて入浴用装具やシート，面板の周囲を防水テープで囲む方法を説明する（図5-8〜10）．

　自宅で装具を外して湯船に入ることや温泉施設など公衆浴場の利用も可能である．公衆浴場法内にストーマ保有者の利用規制はないが，公衆浴場の利用希望には個人差があるためその気持ちを尊重し，経験者の工夫などを伝える（表5-7）．

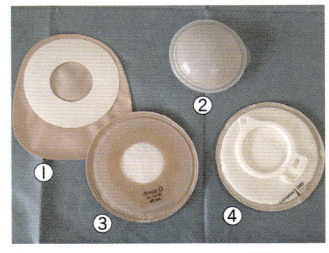

①ミニクローズ（アルケア（株））
②ノバ1ミニキャップ
（ダンサック）
③セルケア2入浴用キャップ
（アルケア）
④アシュラロックパウチM
（コロプラスト）

図 5-8 **入浴時に用いる装具**

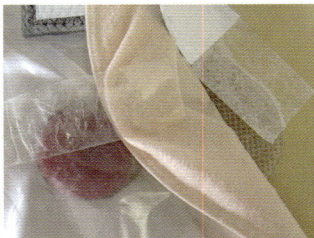

デルマポア（アルケア）
図 5-9 **防水テープ**

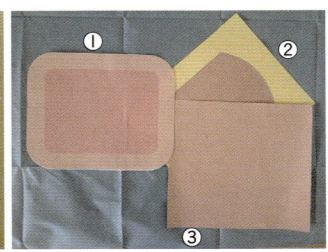

①入浴シート〔（有）ピースケア〕
②入浴シート〔（株）マイ・ケアー〕
③ウォーターガード
〔グラフィック（株）〕

図 5-10 **入浴用シート**

表 5-7 公衆浴場における工夫の実際

物品など	・入浴用などのミニパウチやシートを使用する（図 5-8, 10） ・タオルを 2 枚用意し，1 枚は腹部にかけておく（柄タオルを推奨） ・浴室では浴衣や作務衣の利用が目立ちにくい ・湯上り後のストーマ袋の水分吸収目的で，ハンドタオルを下着に挟む
施設の種類	・湯気が多く，照明が暗め ・影になる置物や岩などがある ・透明度の低い湯，ジャグジーなどもよい
浴場での過ごし方	・浴槽に入る時は後ろ向きに入り，しゃがむ直前でタオルを外す ・洗い場ではストーマのある側の端を利用する ・鏡のないところに座る
その他	・利用者の少ない時間を選ぶ ・同性者と一緒に入浴する

表 5-8 便性に影響する食品

フードブロッケージを起こしやすい食品（食物繊維を多く含む食品）		・とうもろこし・ブロッコリー・ポップコーン・海藻類・貝類・玄米飯 など
便の性状	軟らかくなりやすい食品（下痢のときは避けたほうがよい）	・冷たい飲み物・牛乳・コーヒー・アルコール・炭酸飲料 ・そば・ラーメン・たけのこ・海藻類・天ぷら・ベーコン・こんにゃく ・ソーセージ・豚肉・たこ・いか・すいか・いちご・もも・生野菜 など
	硬くなりやすい食品（便秘のときは避けたほうがよい）	・白米飯・パン・うどん・もち・とうもろこし・くず湯 など
におい	強くする食品	・にんにく・たまねぎ・ねぎ・にら・アスパラガス・えび・かに・チーズ
	抑える食品	・ヨーグルト・乳酸飲料・クランベリージュース・オレンジジュース ・パセリ・レモン
ガス	発生しやすい食品	・炭酸飲料・さつまいも・やまいも・ごぼう・春菊・アスパラガス ・チーズ・牡蠣・生卵 など
	発生を抑える食品	・ヨーグルト・乳酸飲料・みそ・しょうゆ

■食事

ストーマ造設に伴う制限は特になく，術前からの食生活を継続し，暴飲暴食を避け，下剤の内服も含めよい排便習慣をもつことが大切である．回腸ストーマでは脱水予防と，食物繊維が腸管内で固まって詰まるフードブロッケージへの予防指導を行う．結腸ストーマでは，便の性状やにおい，ガスに関係する食品についての情報提供を行う（表 5-8）．

表 5-9 消臭対策製品

	製品名		剤形	発売元
分解反応型	エムナイン(m9)		液状	(株)ホリスター
	アダプト消臭潤滑剤		ゲル状	(株)ホリスター
	デオール消臭潤滑剤		ゲル状	コロプラスト(株)
	デオール消臭・除菌スプレー		スプレー式	コロプラスト(株)
経口消臭食品	シャンピニオンゼリーニットー		粒ゼリー	日東製薬(株)
	エチケットビュー		錠剤	ダイリン(株)

〔写真は各社提供による〕

■消臭対策

正しい装具装着と排泄物処理をしていれば、においは漏れないことを伝える．消臭対策として，発生したにおいを化学的に分解する製品，においの原因を取り除く製品がある(表5-9)．

■服装

ストーマを上から強く押さえるものは避けるが，術前と同様にジーパンや着物なども着用できる．必要に応じて腹帯や専用下着，カバーなどを紹介する(図5-11)．

■睡眠

就寝前に必ず排泄物を処理する．慣れない時期や旅行先では防水シーツを利用すると安心である．

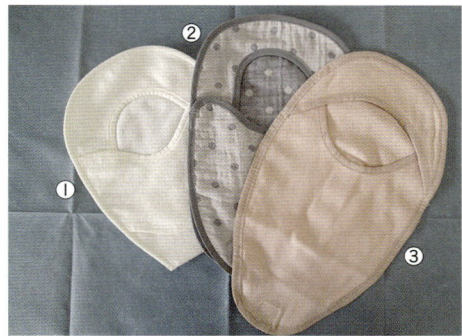

①貼れ晴れパウチカバー〔(有)ケイエスシステム〕
②パウチカバー〔(株)ミムロ〕
③消臭パウチカバー〔セーレン(株)〕

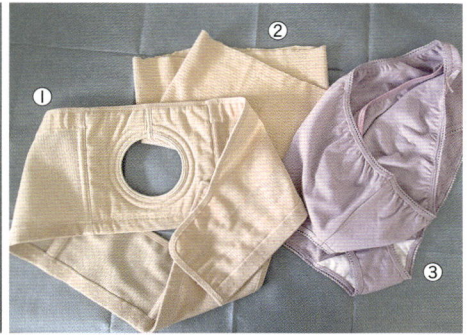

①アクティブベルト〔コロプラスト(株)〕
②腹帯チューブ〔村山(株)〕
③ショーツ(オストミーシークレット)
〔コンバテックジャパン(株)〕

図 5-11 カバー，腹帯，下着

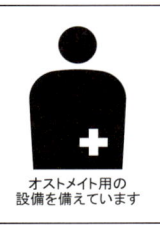

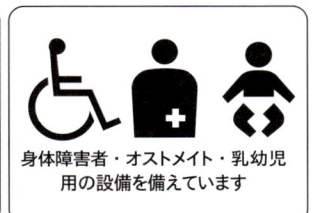

図 5-12 オストメイトマーク，多機能トイレマーク（一例）

■外出，旅行

体力の回復に合わせて外出の距離と時間を調整していき，外出の際には装具を必ず一式持ち歩くように指導する．通常のトイレでも処理できるが，公共施設や駅などの「オストメイト対応トイレ」「多機能トイレ」を確認しておくとよい（図5-12）．

旅行は，無理のないスケジュールを計画し，装具を多めに準備する．飛行機では，気圧の影響でストーマ袋が膨らむことがあるため，搭乗前に排泄物を廃棄する．

■仕事

体力の回復に応じ主治医と相談しながら計画的に仕事への復帰に向ける．必要に応じて上司や福利厚生担当者などにストーマ造設をしたことを伝え，仕事の内容や時間を調整することも考慮する．

■スポーツ

体の接触を伴う激しいもの，腹筋を瞬時に強く使うもの以外は可能である．汗や体動による装具のはがれを防ぐため，装具交換日を調整したり，ベルトを使用するとよい．

■性生活

心身の回復とともに性生活は可能である．デリケートな内容で相談しづらいため，医師や看護師に相談できる旨を伝え，性機能障害や妊娠希望の場合には，専門外来を紹介する．

■ 装具の取り扱い

装具取り扱い専門店などで購入する（障害者手帳の交付券利用時には交付券取り扱い店）．装具のメーカー，製品名，製品番号，サイズ，価格，販売店名と連絡先を把握するように指導する．排泄物はトイレに捨て，使用済み装具は外から見えないようにし，ビニールごみとして各地域の分別ごみの指定に従い破棄する．

社会保障

ストーマ保有者が利用できる社会保障には数種類ある（表5-10）．身体障害者手帳は，永久的ストーマ造設者のみが対象で，一時的なストーマ造設者は対象にならない．しかし，がんの進行や症状の進行により，一時的ストーマが長期間になったり永久的になる場合も多いため，申請の可否を医師と相談する．身体障害者手帳交付による援護措置については，表5-11参照．

申請方法についての詳細は（→p.148）を参照．

災害時対策

災害時には情報が途絶え，トイレや水事情が非常に悪くなり，ストーマ装具の供給と交換場所が問題となる．大震災の教訓を受け，日本オストミー協会（→p.131）では，①別の装具が使える臨機応変さ，②装具の名称が言えること，③セルフケアができることの3点が強調されている．

また「オストメイトの災害対策：心がけていただきたいこと」（表5-12）では，1か月分の装具を常時ストックし持ち出せるようしておくこと，装具の保管は，緊急持ち出し物品の中，トイレ，洗面所など，持ち出しやすい所に分散し管理することなどが記載されている．

主要ストーマ装具メーカーが「ストーマ用品セーフティーネット連絡会」を組織し，「災害時対応の手引き」を作成しストーマ用品の緊急支援活動の円滑な供給ルートなどを規定している（図5-13）．

そのほか緊急時対応組織として，日本オストミー協会，日本ストーマ・排泄リハビリテーション学会，日本創傷・オストミー・失禁管理学会がある．

表5-10　ストーマ保有者への社会保障

社会保障制度の種類	相談窓口
身体障害者福祉制度	市区町村役所福祉課
年金制度	市区町村役所年金課・社会保険事務所・共済組合
介護保険制度	市区町村役所福祉課
医療費控除	税務署
医療助成制度	市区町村役所福祉課
各自治体による福祉制度	市区町村役所福祉課

表 5-11 身体障害者手帳交付による援護措置

種類		1・3級	4級
交通運賃等の割引	JR運賃	全線5割引	101 km以上5割引
		同乗介護者5割引	
	バス，地下鉄	無料〜5割引	
	タクシー運賃	ほとんど各社が1割引	
	航空運賃	ほとんど各社が37％引	
	有料道路	運転者5割引（市区町村役所が手帳に自動車登録番号を記載）	
		同乗者でも5割引	
	駐車禁止除外	あり（警察署に届出）	なし
公共	携帯電話	基本料金・通話料金など割引あり	
	公営施設	無料または割引	
税金減免	自動車税減免	あり	有無は市区町村により異なる
	所得税	問合せ先：税務署	
	相続税		
	住民税	問い合せ先：市区町村役所	

表 5-12 日本オストミー協会「オストメイトの災害対策：心がけていただきたいこと」

1. 1か月分の装具を常時ストックし，持ち出せるようにする．
2. 1〜2枚は常に携帯する習慣を持つ．
3. ストーマ装具の保管は，緊急持ち出し物品の中，トイレ，洗面所等，持ち出しやすい所に分散し管理する．
4. 使用中の装具の名前をメモ等に書き留め，常に携帯する．（メーカー名，品名とサイズ）
5. 緊急用に使用中の装具が入手できるとは限らない．違うタイプ（ワンピース，ツーピース）の装具も使えるように．
6. 洗腸している場合は，自然排便もできるようにしておく．
7. 付属小物は最小限にする．
8. 避難場所，オストメイト用トイレの場所を確認しておく．
9. 防水用の袋を準備する．（雨の中を移動することも想定される．）
10. 夜中でも目立つような物品（反射板等）を身につける．
11. 可能であれば水1L程度を持ち出せるように

（日本ストーマ用品協会災害時対策マニュアル，2008（www.jsscr-jp/img/saigai.pdf）より）

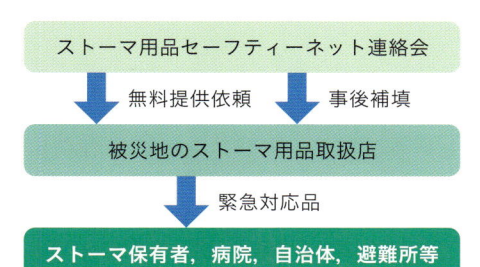

図 5-13 ストーマ用品供給ルート

（「ストーマ用品セーフティーネット連絡会災害時対応の手引き」2015（www.jsscr.jp/img/saigaimanual.pdf）より）

日常生活における情報提供

2 ストーマ外来

　ストーマ外来とはストーマリハビリテーションを行う外来部門であり，ストーマリハビリテーションとは「ストーマと合併症の障害を克服して自立するだけでなく，ストーマ保有者の心身および社会生活の機能を回復させること，またそれを促進する技術と方法」[1]と定義されている．

目的

　ストーマ造設術への意思決定支援と，ストーマを保有しつつできるだけ術前に近い生活を送ることができるように，また長期間その状態が維持できるように，個別に専門的なケアを継続して提供する．

対象者（本人，家族，重要他者，福祉職を含む）

　主に，ストーマ保有者（術直後から超長期）であるが，施設によりストーマ造設予定者やストーマ閉鎖後の排便障害などへの対応を扱う．その施設で造設した患者のみの場合と，施設外で造設した患者も受け入れる場合がある．

具体的ケア内容

　対象と時期に合わせて，セルフケア確認と指導，合併症の発見と対応，装具評価と選択，日常生活指導，情報提供（装具，ケア用品，社会保障制度），心理的支援，ほかの治療に伴うストーマケア（化学療法，放射線治療など），性機能障害の相談などに対応する．

診療報酬

　在宅療養指導料は1月に170点（初回指導月は2回まで算定可能），算定要件は，医師の指示のもと，個別に30分以上行い，専用の記録に残すことである．ストーマ処置料は，ストーマ1個70点，2個以上は100点である（2016年4月現在）．
　ストーマ外来を開設している施設を探す際は，以下のストーマ外来検索サイトなどを活用する．

- 日本オストミー協会　　http://www.joa-net.org
- 日本創傷・オストミー・失禁管理学会　　http://www.jwocm.org

3 患者会

　「ほかの人はどうしているのか」という疑問に「同じストーマ保有者」の立場から「情報提供すること」が患者会の大きな役割である．
　団体の種類としては，各施設，女性限定，疾患などをもとに組織されているものなど各種ある．ここでは，公益社団法人の全国組織「日本オストミー協会」の活動を紹介する（国際オストミー協会，アジアオストミー協会と連携）．

日本オストミー協会

オストメイトが安心して暮らせる社会を目指しているオストメイトによるオストメイトのための障害者団体である（コラム「日本オストミー協会の歴史と今後の課題」）．

活動内容

- オストメイトの社会復帰とQOL向上を図るための活動
- 国・地方自治体や地域社会に対してオストメイトの福祉増進を行う
- オストメイトの安心・安全を確保するためにバリアフリーを促進

会員が繰り返し陳情し身体障害者福祉法の適応を獲得した．

厚生労働省からの委託事業として「社会適応訓練」を年に数回開催し，講習会，相談会，体験発表会などを行う．またオストメイトの生活向上を図ることを目的に定期的に「生活実態調査」を行っている．多機能トイレの拡充やストーマ装具交換が医行為から外れた（2011年）ことも大きな活動の成果の一部である．

4 ストーマサバイバーへの支援

「ストーマになって，こんなに長く生きられると思わなかった」と笑顔で言われることが多い．それはつまりストーマ自体の存在が生死を左右するのではなく，病状次第で長期生存は可能だということである．

一方「高齢になって自分で管理できなくなったらどうしよう」との心配を口にするサバイバーは多い．長期間1人でケアを続けてきたとしても，加齢により1人で管理できなくなることもある．このような場合，まず家族がストーマケアをすることが可能かどうかを確認し，技術的にできないのであれば指導し，ほかの理由でできないのであれば，介護保険や医療保険を利用して訪問看護を受けられることについて情報提供を行う．

そして「皆が心配しているほどには，管理できなくなる人は少ない」と一言添えると少し安心できるようである．

Column

日本オストミー協会の歴史と今後の課題

1960年代に各地に誕生し始め，1989年に厚生省認可の「社団法人　日本オストミー協会（Japan Ostomy Association, Inc）」に統合された．2016年現在，全国61支部会員数約10,000名であり，全国のストーマ保有者推定約20万のうち，会員数は1割に満たない．会員の高齢化と新入会員が得られないことが課題となっている．以前に比べて装具が発展してストーマ造設技術が安定したことやストーマ外来の増加やインターネットなどで情報入手が簡単になったことが要因であろう．しかし，会員同士だからこそ得られる情報，対話，災害時の共助活動は欠かせないと考える．今後は，ケアのノウハウに加え，ピアカウンセリング機能を充実させていくことが1つの鍵であろう．

1年に1度でも，継続的にストーマ外来に通院している場合は，患者の不安，技術的な問題，局所トラブルなど，わずかな変化に気づくことも多い．1人で通院している患者には，必要に応じて家族の同行を依頼したり，主治医や医療ソーシャルワーカーへの相談を勧める．

　ストーマサバイバーは高齢化に加えて，がんの転移やその他の疾患に罹患することもあり，その時々で抱える心配事や問題は異なる．だからこそ継続的なフォローアップが大切である．定期受診が困難であったとしても，いつでも相談に応じることができるような体制作りが望まれる．

文献

引用文献
1) 日本ストーマ・排泄リハビリテーション学会(編)：ストーマ・排泄リハビリテーション学用語集，第3版．p.34，金原出版，2015．

参考文献
1) 工藤礼子：ストーマ患者の日常生活指導　術前の生活に戻る工夫．月刊ナーシング 26(1)：76-83, 2006．
2) 工藤礼子：公共入浴施設(銭湯や温泉)での入浴．臨牀看護 32(5)：701-705, 2006．
3) 工藤礼子：消化器ナースのお助けクリニック．消化器外科ナーシング 12(2)：90-98, 2007
4) 日本ストーマ・排泄リハビリテーション学会(編)：ストーマ・排泄リハビリテーション学用語集，第3版．金原出版，2015．
5) 松原康美：ストーマ外来における継続的ケア．松原康美(編)：ストーマケア実践ガイド．pp.8-13, 2013．
6) 松原康美：ストーマ外来における継続的ケア．松原康美(編)：ストーマケア実践ガイド．pp.152-157, 2013．
7) 作間久美：ストーマ保有者の退院前後の支援と日常生活の援助．ストーマリハビリテーション講習会実行委員会(編)：ストーマリハビリテーション基礎と実際，金原出版，pp.181-185, 2006．
8) 熊谷英子：患者会．ストーマリハビリテーション講習会実行委員会(編)：ストーマリハビリテーション基礎と実際．pp.19-203, 金原出版，2006．

参考サイト紹介
1. 公衆浴場法　http://law.e-gov.go.jp/htmldata/S23/S23HO139.html
2. 日本オストミー協会　http://www.joa-net.org
3. ストーマ用品セーフティーネット連絡会　http://www.jsscr.jp/img/saigaimanual.pdf
4. 日本ストーマ・排泄リハビリテーション学会　http://www.jsscr.jp
5. 日本創傷・オストミー・失禁管理学会　http://www.jwocm.org
　（2016年5月15日アクセス）

（工藤　礼子）

4 ストーマ閉鎖術前後のケア

1 増加する covering stoma(diverting stoma)造設

　がん治療における一時的ストーマ造設術は，腫瘍によるイレウスや腸管穿孔を起こし一時的なストーマ造設後に二期的な根治術を行うような場合と，内肛門括約筋切除術（括約筋間直腸切除術）(intersphincteric resection：ISR)や低位前方切除術(low anterior resection：LAR)などの肛門温存手術時の縫合不全予防のための covering stoma〔(diverting stoma)これらは，一時的人工肛門や予防的人工肛門の意で使用される〕造設がある．最近では，歯状線近傍の下部直腸がんに対する手術治療において，肛門温存手術の手術手技向上，機器の発達，術前化学放射線療法などの補助療法の進歩などにより，永久的人工肛門を伴う直腸切断術(abdominoperineal resection：APR)が減少し，低位前方切除術や ISR が増加傾向にあるため covering stoma 造設が増えている．しかし，全例に covering stoma を造設するわけではなく，当院では，術前放射線療法を行った場合，肥満などの縫合不全のリスクが高いと判断した場合にストーマを造設している．

　ストーマ造設部位は，イレウスや腸管穿孔による場合には，閉塞部位，穿孔部位，腸管浮腫の状態によって部位が選択されるが，ISR などの肛門温存手術時の covering stoma 造設では作成しやすく閉鎖しやすい回腸ストーマが多く選択される．

ストーマ閉鎖術を行う条件

　ストーマ閉鎖術は，以下の条件が整った時期に行われる．

①患者の全身状態の安定
②感染がない
③栄養状態がよい
④経口摂取可能
⑤吻合部にリークや狭窄などの問題がない
⑥直腸肛門機能に問題がない
⑦局所再発なし，大腸に多発病変なし[1]　など

　ISR などの covering stoma は，術後 3～6 か月程度で，縫合不全や吻合部狭窄がないことを確認し，肛門機能の評価を行ったうえでストーマ閉鎖術が施行される．
　本項では，下部直腸がんにおける肛門温存手術時における一時的ストーマ閉鎖術前後

のケアについて述べる．

2 術前のストーマ部観察とケア

閉鎖術前のストーマケア

　ストーマ閉鎖術では，術後合併症で最も創部感染の発生率が高い[2]．そのため，創部感染の高リスクをよく理解したうえで，ストーマケアにあたることが求められる．最近ではストーマ閉鎖時には，従来行われている単純縫合閉鎖術ではなく，巾着状に縫合して創部を完全に閉鎖せず，創下のドレナージができる環状閉鎖術の報告も増え[3]，閉鎖方法も工夫されているが，依然として，創部感染率は高い．ストーマ閉鎖術前からストーマ外来を定期的に受診してもらい，適切な装具装着と装具交換の指導を行い，ストーマ周囲にスキントラブルがない状態で，閉鎖術に臨めるように援助する．

　一時的ストーマでは，閉鎖しやすいよう双孔式のループストーマが造設されることが多く，ストーマ形状は非円形となり，正円形ストーマより，装具の耐久時間は短くなる[4]．また回腸ストーマであれば刺激の強い消化酵素を多く含む水様便が多量に排泄されるため皮膚保護剤も溶解しやすいので，ストーマ近接部にびらんが生じやすい．皮膚保護剤の溶け具合に応じた間隔で交換を指導し，必要時はストーマ近接部を用手形成皮膚保護剤などで保護し，面板ストーマ孔とストーマ粘膜との隙間を埋めて，面板の保護剤の溶解が過度に進まないようにするなどの工夫をする．

閉鎖術前の説明

　術前は，閉鎖術後に予想される症状や合併症について説明する．入院してから行うのではなく，ストーマ管理に慣れてきたころに，外来で情報提供していくようにする．

　多くの患者は，ストーマ閉鎖後の頻便や便漏れなどの排便障害に関する不安をもっている．閉鎖術後，しばらくは排便回数も多く，soiling（便が下着に付着）や便意促迫などがあり，尿とりパッドや時におむつが必要となる期間があるが，薬剤や食事による排泄のコントロールで，やがて排便回数も減少に向かうことを説明する．

閉鎖術後のケア

　ストーマ閉鎖術後1か月までは排便コントロール不良で，頻回な排便と便失禁がみられることが多く，肛門周囲皮膚炎も発生しやすいので，止痢薬の投与や，肛門周囲スキンケアの徹底が必要である．一般的に低位前方切除術後は，術後約半年〜1年以内で便失禁は改善し，ISR後では，経時的に改善する[5,6]が，排便機能は術後約2年以上かかって回復する．術式や患者個々の状態に応じて，予測される排便障害について説明し，便失禁予防のために，術前から骨盤底筋体操（→p.136）を正しく実施できるように指導する．

　術後は，肛門周囲皮膚の清潔を保つ方法，皮膚保護する方法，便失禁の程度に応じた吸収パッドの選択などの指導を行うが，詳細は別項を参照してほしい（→p.89）．

3 排便障害が起こりやすいケース

低位前方切除術後やISR術後に肛門機能が低下し，排便障害が起こりやすい要因としては，①便貯留能の低下，②内肛門括約筋の機能低下，③神経損傷などが挙げられる．

便貯留能の低下

低位前方切除術は直腸の腹膜反転部より下でつなぎ合わせる．超低位前方切除術では，肛門と直腸の付着部付近で直腸を切離，吻合する方法（肛門から2cm程度直腸を残す）であるため，さらに残存直腸が短くなる（**図5-14**）．切除した直腸領域が広く，吻合部位が肛門から近ければ近いほど，便貯留能は低下し，排便障害が起こりやすくなる．ISRは，その名の通り肛門の内側の筋肉である内肛門括約筋を部分的あるいは全部切除し，外側の筋肉の外肛門括約筋を残すことにより，排便機能をある程度温存する術式である（**図5-15**）．よってこれらの術式のなかでは，高位前方切除術→低位前方切除術→超低位前方切除術→ISRの順で，ISRが最も排便障害が起こりやすい．

内肛門括約筋の機能低下

術後の肛門機能に影響を与えるもう1つの大きな因子として，内肛門括約筋の機能低下が挙げられる．内肛門括約筋は自律神経で支配され，意識しなくても肛門を締めることのできる筋肉であるが，術後早期には吻合時の手術操作の影響で，肛門管静止圧が低下する．6か月から1年経過すると術前の状態に回復することが多い．

神経損傷

手術による神経損傷も肛門機能に影響を及ぼすと考えられる．内肛門括約筋は下腹神経を経由した交感神経系と骨盤神経を経由した副交感神経系の二重の自律神経支配を受けているが，腫瘍が神経の近くまで浸潤していて，これらの自律神経が合併切除された場合には，二次的に内肛門括約筋の機能が低下する．

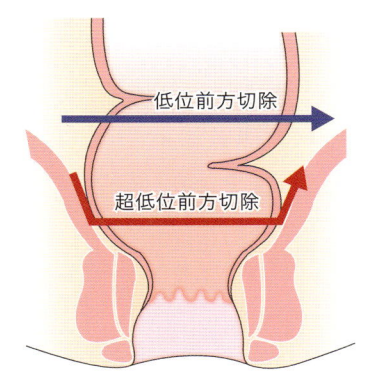

図5-14 低位前方切除術と超低位前方切除術

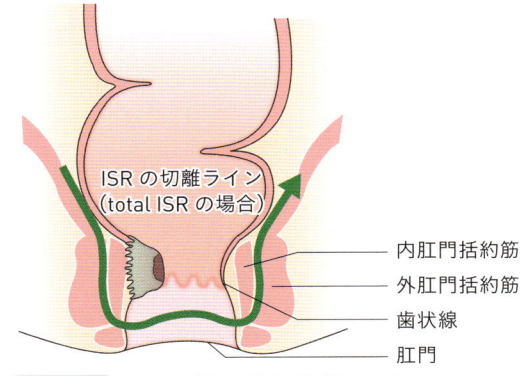

図5-15 内肛門括約筋切除術（ISR）

ストーマ閉鎖術前後のケア

その他の危険因子

その他，ISR の術後の排便障害が起こりやすい危険因子としては，男性，高齢（75 歳以上），外肛門括約筋切除[5]，術前放射線療法[7]などが挙げられる．当院では，高齢で元々の肛門括約筋の締まりが弱い患者は，ISR の適応から除外している．

当院の腹腔鏡下 ISR 術後の肛門機能評価では，Wexner score（→ p.21）は，術後 6 か月で平均 10 点，1 年で 10 点，2 年で 8 点であり，便失禁は術後 6 か月では約 75％ の患者に認められたが，その後は徐々に割合が低下して，術後 2 年では約 30％ にまで減少した．しかし低位前方切除術と比較すると，術後 2 年の Wexner score は低位前方切除術では 4 点であり，有意に ISR のほうが術後の肛門機能が悪かった[8]．このように，ISR 術後は長期に排便障害が続くので，低位前方切除術後よりも長期にわたっての食事指導や肛門周囲スキンケアなどの継続的サポートが必要である．

4 骨盤底筋体操

骨盤底筋体操とは

骨盤底筋体操（骨盤底筋訓練，ケーゲル体操）は，骨盤底筋を繰り返し収縮することによって外尿道括約筋や外肛門括約筋を含めた骨盤底筋の収縮力を増強させる訓練で，尿・便失禁や骨盤臓器脱の予防・治療法として有用性が認められている．

便失禁に対する骨盤底筋体操は，その有用性を示したランダム化比較試験も多数存在しているが，その結果は必ずしも一貫していないため，Minds 推奨グレードの推奨度 B（科学的根拠があり，行うよう勧められる）に相当する[9]．簡単で安全な体操であるが，即効性はなく，患者目線で，いかに正しく継続的に行えるかに影響される．

骨盤底筋体操の方法

骨盤底筋体操は，基本的に時間と場所を問わずにできるトレーニングである．骨盤底筋体操を行う姿勢は特に決められていないが，患者が骨盤底筋群の収縮を体感しやすい体位を，いくつかの姿勢で実際に試してもらいながら，患者に合った姿勢を確認することが重要である．立位や坐位よりも臥位の姿勢のほうが，骨盤底に臓器の重みがかからないために体感しやすい．骨盤底筋群は，遅筋と速筋からなり，両方の筋肉を鍛える目的で，5〜10 秒締め続ける運動と瞬発的に締める運動の 2 種類を組み合わせて行う．

①深呼吸を行い，全身の力を抜いてリラックスし，神経を骨盤底に集中させる．
②肛門を締める．おならをがまんすることを想像してみる．もしくは肛門や腟をお腹の方へ引き上げるような感覚で締める．
③肛門を 5 秒締め続けたら緩め，再度 5 秒締めることを 5 回繰り返す（締め続ける運動）
④少し時間をおいて，次に 1 秒ごとくらいの速さで，リズミカルに締めたり緩め

図 5-16 骨盤底筋体操
a：仰臥位での肛門収縮，b：開脚腹臥位での肛門収縮，c：坐位での肛門収縮，d：立位での肛門収縮，e：腹横筋を含めた腹筋運動，f：骨盤の挙上運動による臀筋を含めた骨盤底筋の収縮
〔野明俊裕，荒木靖三，的野敬子ほか：便失禁に対するバイオフィードバック療法．日本大腸肛門病学会雑誌 68(10)：954-960, 2015.〕

たりを5回繰り返す（瞬発的に締める運動）
⑤上記2種類の運動を各5回ずつ，合計10回行うことを1セットとして，1日10セット（100回）を目標に行う方法と1日10分間，収縮と弛緩を繰り返す方法のどちらも成果が認められている[10]（図 5-16）．

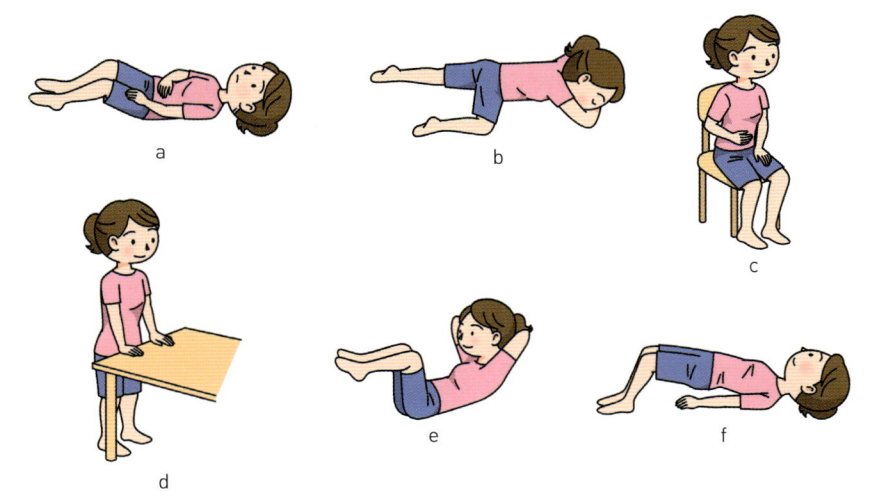

骨盤底筋体操の指導

骨盤底筋体操を実施するためには，骨盤底筋体操の必要性を理解し，さらに骨盤底筋の解剖学的な位置を理解してもらうことが必要である．開始前にパンフレットなど用いて骨盤底筋の解剖学的な位置を示し，患者が外肛門括約筋の位置をイメージしやすいように説明する．そして患者自身が正しい収縮と弛緩を行えるよう指導する．正確な体操が行われなければ，いくら体操を繰り返したとしても，有効な効果が得られない．

指導の実際

- まず，ベッドに側臥位になってもらい，膝を曲げて胸に抱えるようなシムス位をとってもらう．
- 指導者は，外陰部，肛門周囲皮膚を観察した後，手袋を装着し潤滑ゼリーを示指につけて，肛門内に挿入する．
  →このとき，肛門括約筋の収縮力の強さを確認する．
- 肛門を締めるように指示して，随意的に収縮できるかどうかを観察する．
  →このとき，肛門に挿入している指と反対側の手を患者の下腹部に当てて，腹圧を使用して肛門を収縮させていないか確認する[10]（図 5-17）．
- 患者が挿入された内診指を十分知覚できるように，指でいずれかの部分かを刺激する

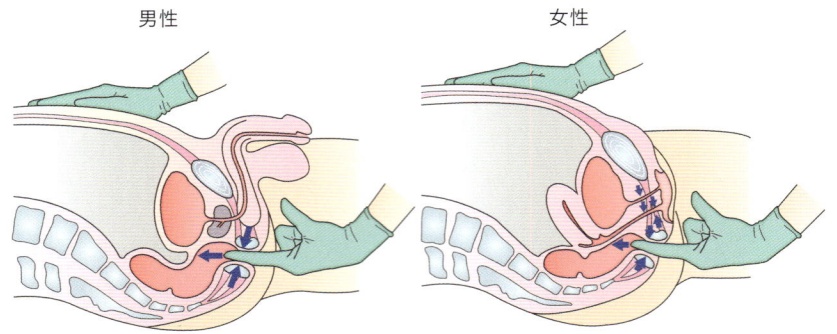

息を吸う動作に合わせて，肛門（女性の場合は尿道，腟も）を締めるように説明する．体の力は抜いてリラックスさせ，腹部に力が入っていないか腹部に当てた手で確認しながら行う．

図 5-17 指診による骨盤底筋群の認識

〔積美保子：排便障害に対する行動療法．山名哲郎（編著）：読んだら変わる！排便障害患者さんへのアプローチ．p.110，メディカ出版，2007 より〕

と，患者は理解しやすい．
→正しい収縮の場合と腹圧などの筋肉を使用したときの違いがわかるように体感することを通して，自分自身の骨盤底筋の動きや外肛門括約筋の随意収縮の動きを自覚してもらう．

- 体操の回数は，前項で述べたセットを最初から1日10セット（100回）ではなく，手術直後は無理のない回数で行い，日常生活の中で体操を取り入れ，徐々に回数を増やしていき，毎日継続できるよう指導していく．

■患者自身が自分で評価する方法—自己内診
- 入浴時に手指と外陰部を洗ったあとに，腟内もしくは肛門内に指を挿入して，収縮力を自分で確認する方法である．
→自己内診に抵抗がある人には，肛門部に指を当てるだけで締まりを確認する方法を説明する．

■骨盤底筋体操＋バイオフィードバック療法
　最近では，便失禁に対して，骨盤底筋体操にバイオフィードバック療法（肛門内にセンサーや筋電図プローブなどを挿入し，肛門収縮させたときの波形を患者に見せて，適切な収縮が行われていることを理解させる方法→p.157）を加えることで治療効果が高まるという報告[11]も増えてきている．

> ストーマ管理がかなり改善されたとはいえ，永久的なストーマ造設によるQOL低下やストーマ袋を装着する抵抗感は避けられず，肛門温存が可能ならば，誰しも温存したいと希望するのは当然である．肛門温存手術は，超低位の直腸がんで従来ならストーマ造設を避けられなかった患者にとっては福音となったが，術後の排便障害を避けられず，特にISRは，Wexner score（→p.21）などの術後の肛門機能評価では低位前方切除術後より有意に劣っており，患者の排便状態に応じた，便失禁ケアなど専門職による長期継続サポートは重要である．

引用文献

1) 川島市郎, 岡本亮, 松田直樹ほか:当院の一時的ストーマの閉鎖時期について. STOMA20(1):25-28, 2013.
2) 木谷光太郎, 湯川真生, 磯野小百合ほか:一時的ストーマ造設術の現状と課題. STOMA20(1):22-24, 2013.
3) 森毅, 清水智治, 龍田健ほか:ストーマ閉鎖術での皮膚単純縫合閉鎖術と環状縫合閉鎖術の比較検討. 日本消化器外科学会雑誌42(7):1144, 2009.
4) 石澤美保子, 大村裕子, 秋山結美子ほか:ストーマ局所条件と装具耐久時間の関連. 日本ストーマ・排泄リハビリテーション学会誌29(2):5-13, 2013.
5) 小山基, 村田暁彦, 坂本義之他:下部直腸癌に対する肛門機能温存術式の術後QOLの評価. 癌の臨床59(6):687-693, 2013.
6) 小出欣和, 前田耕太郎, 花井恒一ほか:下部直腸肛門管癌に対する内肛門括約筋切除を伴う肛門温存術の手術と成績. 癌の臨床59(6):651-657, 2013.
7) 西澤裕史, 藤井誠志, 斉藤典男ほか:ISR術前化学放射線療法における術後肛門機能に関する組織学的要因. 癌の臨床56(8):575-578, 2010.
8) 河田健二, 肥田侯矢, 長谷川傑他:低位直腸癌に対する腹腔鏡下ISRの腫瘍学的及び生理機能的(肛門機能, 性機能など)な面からの評価. 日本大腸肛門病学会雑誌68(9):706, 2015.
9) 味村俊樹:ナースが感じる排便ケアの疑問 便秘への骨盤底筋体操の効果について. 泌尿器ケア18(1):40-44, 2013.
10) 積美保子:尿失禁の行動療法. 田中秀子, 溝上祐子(監修):失禁ケアガイダンス. pp.249-262, 日本看護協会出版会, 2007.
11) 野明俊裕, 荒木靖三, 的野敬子ほか:便失禁に対するバイオフィードバック療法. 日本大腸肛門病学会雑誌68(10):954-960, 2015.

(三富 陽子)

5 緩和ストーマを造設する患者のケア

1 緩和ストーマとは

緩和ストーマの定義

　がんの外科的治療は，根治手術と姑息手術に大別される．姑息手術は，QOL 改善を目的とした姑息的切除手術と，原病巣には手を加えず苦痛の緩和など QOL を改善することのみを目的として行われる対症的手術である緩和手術に分類される[1]．病巣切除を伴わずストーマを造設する手術は，"姑息的" や "非根治的" などの表現で報告されてきた．しかし，QOL 改善のための症状緩和を目的とするストーマ造設の認識から，近年は「緩和的手術」とされ，2015 年に改版された『ストーマ・排泄リハビリテーション学用語集』では，「緩和ストーマ（palliative stoma）：切除不能進行（再発）がんによる消化管や尿路閉塞に対して症状緩和目的で造設されるストーマ」と定義された[2]．

消化管の緩和ストーマ造設の対象疾患・病態

- 切除不能進行・再発大腸がんによる消化管閉塞
- 切除不能進行・再発大腸がんの穿破
- 肛門部がんの自壊による閉塞，出血
- 腹膜播種による消化管閉塞
- 腫瘍による直腸-腟瘻または直腸-膀胱瘻

緩和ストーマ造設の適応

　消化管閉塞症状の緩和には，胃瘻や腸瘻造設術やバイパス術などのドレナージ，ステント留置による減圧やオクトレオチド酢酸塩やステロイドによる薬物療法が挙げられる[3]．これらに対して消化管ストーマ造設術は，症状の効果や持続性の点で良好であると報告されている[4]．

　消化管閉塞に対する緩和手術の適応や禁忌については，遠隔転移がない，腹膜播種が広範囲に存在しない，閉塞箇所が複数である，予後が 2～3 か月見込めるなどが挙げられているが[5]，消化管ストーマ造設においては，減圧や食事摂取再開という目的が明確であり，病巣を切除せず腰椎麻酔や局所麻酔で侵襲の少ない手術が可能であることから，これら禁忌といわれる状況下でも適応範囲は拡大できる．

緩和ストーマを造設する意義

切除不能進行・再発がんや腹膜播種による消化管閉塞や瘻孔形成に対して減圧や排泄経路の確保のための緩和ストーマを造設することの意義は以下のとおりである．ただし，病態によってはすべてが可能になるとは限らない．

- 消化管閉塞の場合，減圧により疼痛や腹部膨満感，悪心・嘔吐の消化管症状が緩和されるとともに消化管穿孔のリスクが回避できる．
- 消化管瘻孔や腹腔内穿破の場合，炎症・感染が回避できる．
- 排便経路を確保することで食事の経口摂取が再開できる．
- 排便時の努責が不要となり便秘による苦痛が改善される．
  → これらの症状緩和により，食事・服薬の経口摂取が可能となることで，在宅移行やがん治療の開始または再開につながり，治療や療養場所の選択肢が拡大する[6]．病態や全身状態，QOLを考慮して造設を検討する．

Column

わが国における緩和ストーマ研究の動向

- 1990年代　バイパス手術を含む消化管減圧手術の種類の一方法として報告
- 2000年代後半　緩和ストーマ造設による生存期間の延長や食事経口摂取再開，合併症など緩和ストーマ造設によるアウトカムの記述[1,2]，緩和ストーマ術後の生活状況や看護介入内容について報告[3]
- 2010年代　緩和ストーマ造設後の症状緩和，術後化学療法追加や[4]，療養生活との関連性[5]など緩和ストーマ造設による意義の拡大

現在では，大腸がん治療ガイドライン内でも緩和医療・ケアの項で疼痛緩和や消化管閉塞に対してステント（2010年より保険適応）やオクトレオチド酢酸塩とともに人工肛門造設術が挙げられ[6]，さらに緩和医療の推進や2005年以降の分子標的治療薬による大腸がん治療の変遷と並行して，病巣を切除しない消化管ストーマ造設術に対する認識は，減圧の姑息的手段から治療戦略や緩和医療に寄与できるものと変化しつつある．

引用文献

1) 中田健，富田尚裕，岡村修ほか：切除不能進行癌・再発癌に対する緩和的人工肛門造設術の検討．外科治療 96(1)：101-105, 2007.
2) 石井正之，山口茂樹，森田浩文ほか：切除不能消化器癌患者の消化管閉塞に対する減圧手術の検討．日本臨床外科学会誌 66(11)：2651-2655, 2005.
3) 安藤嘉子，福嶋智子，金澤旭宣ほか：緩和的ストーマの特徴および生活状況．日本ストーマ・排泄リハビリテーション学会誌 25(3)：125-131, 2009.
4) 深澤貴子，中村利夫，今野弘之ほか：高度進行再発がんにおける消化器症状改善を目的としたPalliative Surgery．癌の臨床 55(9)：679-687, 2009.
5) 安藤嘉子，片岡ひとみ，酒井透江：緩和的ストーマ造設後の食事経口摂取再開とその影響に関する実態調査．日本創傷・オストミー・失禁管理学会誌 14(1)：109, 2010.
6) 大腸癌研究会：大腸癌治療ガイドライン医師用 2014年版．http://www.jsccr.jp/guideline/2014/particular.html#no7（2016年5月15日アクセス）

緩和ストーマの特徴

ストーマの種類

消化管ストーマの種類は，一般に，単孔式と双孔式がある．単孔式ストーマは腸管を切離し，腸管の断端を体表に出して，開口・造設する．双孔式ストーマは，腸管の口側断端と肛門側断端を体表に出して，開口・造設する[7]．

病巣を切除しない緩和ストーマの場合は，双孔式が多い．これは，腹腔または骨盤腔内にがん腫が存在しているので，病巣の浸潤によって肛門側腸管の閉塞や穿破を避けるために，肛門側の減圧として肛門側の腸管の開口が必要となるからである．

ストーマの部位

ストーマ造設部位は腸管の閉塞している部分より口側に造設する．閉塞箇所が小腸の高位にある場合にはその部位より口側となり，栄養吸収が困難でいわゆる短腸症候群の状態となる．この場合は減圧のみが目的であり，栄養摂取は経静脈栄養となる．

ストーマの位置

ストーマの位置決め（ストーマサイトマーキング，以下マーキング）は，クリーブランドクリニックの5原則[8]（表5-3 → p.114）が管理しやすい位置として一般的である．この原則では，①腹直筋を貫く位置，②臍下より下方，③腹部脂肪層の頂点，④皮膚のくぼみ，しわ，瘢痕，上前腸骨棘から離れた位置，⑤本人が見ることができ，セルフケアしやすい位置，とあるが，腹膜播種や腸管浸潤などにより理想的な場所に腸管を挙上できない場合も少なくない．したがって，マーキングは，上下腹部，左右の4か所に実施し，ストーマ造設位置の選択肢を多くする（図5-18a）．

［緩和ストーマにおけるマーキングの実際］
- 緩和ストーマ造設の術前には消化管閉塞による腹部膨満があり，しわやくぼみ，凹凸を術前から同定することは難しい．
- しわやくぼみはストーマ装具やアクセサリーによってケア選択が可能であるため，骨突出を避けることを優先する．
- 腹部膨満が改善された時に肋骨弓や腸骨棘から離れた場所に造設できるように，膨満している状態でも肋骨弓や腸骨棘の可動域を確認してサイトマーキングを実施する．
- また，腹直筋を触知することが困難であるため，CT画像や超音波で確認し，最終的には手術中に目視で腹直筋を貫いて造設することが有用である．
- これらを考慮した結果，原則に準じた位置に造設できなくても，ストーマ管理が可能な場所への造設とつながる（図5-18b）．

ストーマの形状

消化管完全閉塞の場合は，腸管が拡張しているため造設直後は浮腫が強く，ストーマの形状が大きくなる．さらに双孔式ストーマの場合はマッシュルーム型や楕円形になることもあり，術後のストーマケアの選択肢を拡大するためには，正円形に作成すること

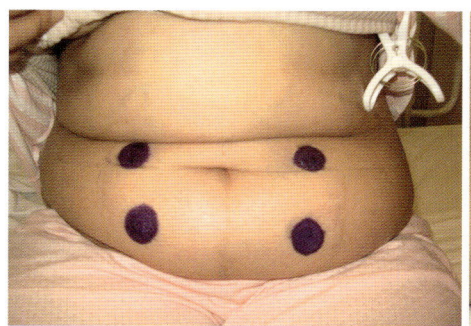

a. 術前のストーマサイトマーキング（複数か所の実施）

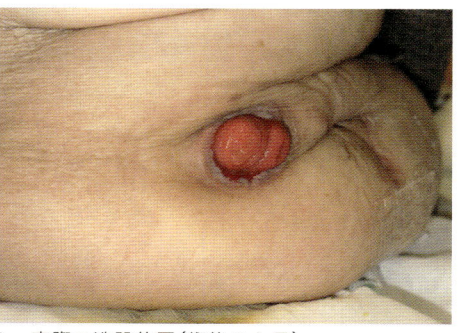

b. 実際の造設位置（術後2か月）右上腹部に横行結腸双孔式人工肛門造設

図 5-18 ストーマの位置

が重要である．また，腹膜播種や腹腔内浸潤，術後癒着や非全身麻酔の場合は腸管挙上が困難でストーマの高さを十分に作れないこともしばしばある．高さが十分でないストーマでも正円形に作成することで，凸面装具使用の可能性が広がり管理が容易になる．

緩和ストーマの問題点

図 5-19 を参照．

2 周術期のアプローチ

緩和ストーマ造設術前の心理的ケア・意思決定支援

■"最後の手段"ではなく，"希望の手段"としての緩和ストーマ

ストーマ造設の告知時は，がん発症や再発・進行の告知による危機とともにストーマに対する不安や衝撃が大きい[9]．根治手術では，危機のプロセスを経ながらストーマを"生命の代償"と受けとめ手術に臨むことができる．一方，緩和ストーマの場合は病巣切除が困難な状態であることから，同様の心理反応であるとはいいがたい．

前項で述べたように，緩和ストーマ造設には多くの意義（→p.141）があるが，ストーマを造設することは，ボディイメージの変容やストーマによる排泄管理方法が必要となる問題や困難さもあるため，総合的に QOL の向上に寄与できることをふまえて適応を考える必要がある．

QOL 改善としては，"最後の手段"としてのストーマ造設ではなく，その後の治療戦略や社会復帰を目的として "希望の手段" であるという考え方を含めて十分なインフォームド・コンセントを行うことが重要である．

■患者にとっての緩和ストーマ造設の意味をふまえ，術前オリエンテーションへ

ストーマ造設の術前オリエンテーションは，一般的には排泄管理方法，ストーマ装具の特徴や日常生活の変化について説明する．緩和ストーマ造設の場合には，まずストー

図 5-19 緩和ストーマの問題点

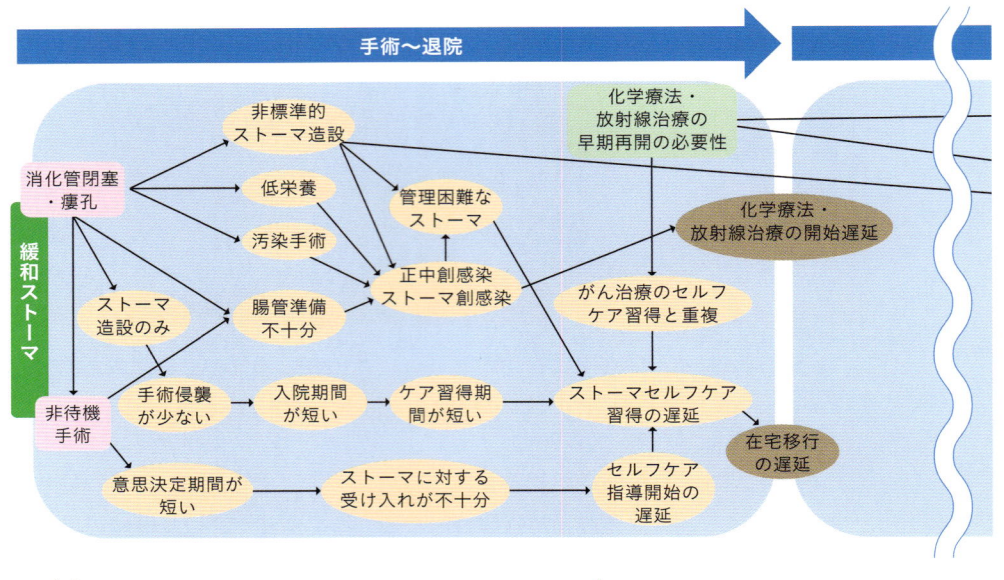

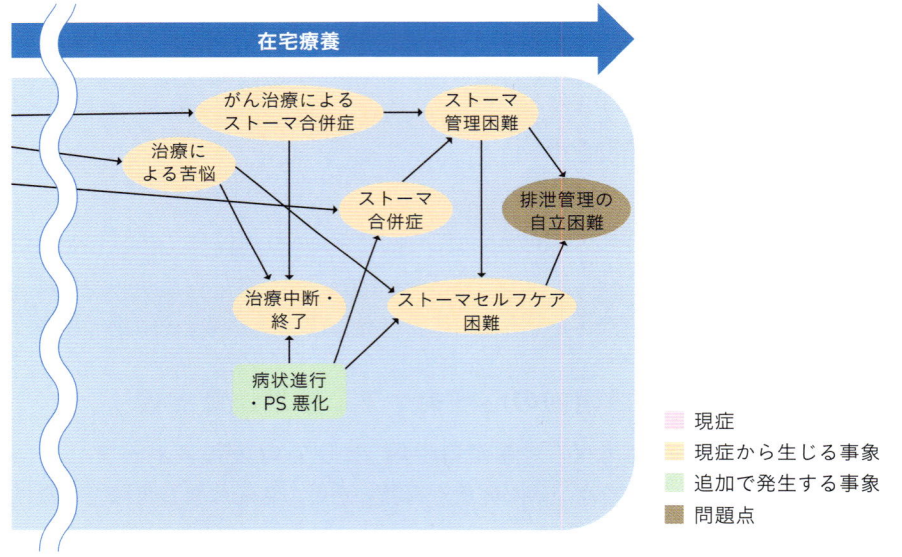

　マ造設の必要性を患者が理解・納得できることが重要である．緩和ストーマといえども，必ずしも終末期ではなく生存期間の延長が望めることが報告されている．したがって，患者や重要他者がどのような生き方をしたいと考えているか，ひいてはどのような最期を迎えたいか，自身の病状に向き合い，そこにストーマ造設がどのような意味を持つかを患者とともに考え，意思決定支援をすることが重要である．その後に一般的なストーマ術前オリエンテーションを実施する段階が必要である．

　限られた期間に限られた選択肢のなかで意思決定を支援するためには，医療者がストーマ造設後の生活やケアについての正しい認識のもと，患者の不安や葛藤に対応するスキルを持つことが重要である．

緩和ストーマ造設術後のセルフケア習得支援

術後のセルフケア習得に対しては，根治手術によるストーマと緩和ストーマに特別な違いはない．

- 術前からの心身の準備状態をアセスメントし，セルフケア指導を開始する．
- 緩和ストーマの手術後は，早期に食事経口摂取を開始することから術後早期に排便が開始される．
- 身体侵襲が少なく次の治療開始を急ぐこともあり，早期にセルフケア指導を開始することが求められる．
  →このためには，術前の十分な意思決定支援を行うこと，術後の心理アセスメント，セルフケア意欲を高め患者の負担が少ないケア方法を選択し，入院中のケア習得の目標は"かろうじて実施できる"というレベルとし，早期に外来や在宅サポートへ移行する[10]．

3 退院後の療養生活支援

がん・ストーマとともに歩む生活への支援

■術後の治療方針の再確認

緩和ストーマを造設したのち，化学療法や放射線治療などのがん治療を継続する場合と，治療は継続しない場合がある．これらは治療可否のみならず，患者や重要他者の希望や信念に基づき決定する．手術前に治療継続を選択しない場合でも，手術により全身状態が安定すると，患者や重要他者の希望が変更となることがあるため，再度相談する．

■術後のさまざまな変化に応じた支援

図 5-19 に示すように，術直後から最期まで，ストーマ管理や日常生活にさまざまな変化が生じる．病状進行や治療内容により日常生活やストーマ管理に影響がどの程度及ぶかをアセスメントしながら排泄管理の負担を軽減する．

■局所管理

病状やストーマの変化に応じて漏れがない安定した排泄管理のために局所管理は必須である．晩期のストーマの形状変化や合併症を予測して，頻繁なケア変更せずに管理できるケア方法の選択が術直後から重要である．退院後のストーマ外来では，後述の合併症や治療の副作用によるケア困難も予測されるため，一般外来では発見できないストーマ局所の合併症やケア困難をアセスメントし，多職種や地域との連携をとりながら，それぞれの時期に病状や身体機能の変化を受けとめ，ストーマに対して意味を見いだせるように支援する．

合併症と症状マネジメント

■ストーマの合併症（表5-13）に対する支援

○早期合併症

ストーマ壊死や粘膜皮膚接合部離開などがある[8]．術前に十分な腸管の清浄化ができないことや膨満した腹壁の皮膚切開の不適合，低栄養などにより，粘膜皮膚接合部の感染や離開のリスクは待機手術に比べて高くなる．相反して，術後の早期在宅移行や化学療法開始を見据えて早期に創傷治癒を促進させる管理が重要となる．

○晩期合併症

ストーマ旁ヘルニアや腸脱出，ストーマ静脈瘤などがある．

緩和ストーマでは先に述べたストーマの形状や造設時の条件，全身状態の変化に伴い，比較的早期から晩期的合併症が発生する[11]．

また，進行大腸がん治療のオキサリプラチン（エルプラット®）の副作用としての門脈圧亢進がストーマ静脈瘤を発症することも報告されるなど[12]，進行がんの治療による新たな合併症も見過ごせず，多角的な管理が求められる．

○その他

小腸ストーマの場合，造設腸管までの小腸の長さによっては栄養吸収障害や脱水による電解質異常などが発生しやすく，全身管理に対する食事・薬物療法に加えてセルフマネジメントの指導も重要である[13]．

■がん治療によるストーマケアへの影響

緩和ストーマを造設する背景のがん化学療法や放射線治療の有害事象では，以下が出現する．

- 皮膚の乾燥や湿疹などストーマ局所管理に影響する症状
- 末梢神経障害や手先の亀裂，爪囲炎など，ストーマケアの手技に影響する症状
- 下痢・便秘など排泄に影響する症状

さらに麻薬使用による排泄への影響も加わる．緩和ストーマ造設後の継続フォローにおいては，通常のストーマ保有者の長期フォローアップに加えて，これらのアセスメントが必要である．

表5-13 ストーマの合併症

早期合併症	・ストーマ壊死 ・粘膜皮膚接合部離開　ほか
晩期合併症	・ストーマ旁ヘルニア ・腸脱出 ・ストーマ静脈瘤　ほか
その他	・栄養吸収障害 ・脱水による電解質異常

がん治療の発展や変化により，ストーマ造設患者の背景も変化してきている．これまでストーマリハビリテーションの概念で進められてきたが，緩和ストーマにおいては，これまでの概念と緩和医療の概念を組み合わせた支援方法の確立が必要である．

引用文献

1) 小川道雄：外科医と癌緩和ケア．外科治療 96(4)：873-878, 2007.
2) 日本ストーマ・排泄リハビリテーション学会(編)：ストーマ・排泄リハビリテーション学用語集，第3版．p.11, 金原出版，2015.
3) 大腸癌研究会：大腸癌治療ガイドライン医師用 2014年版．http://www.jsccr.jp/guide-line/2014/particular.html#no7(2016年5月15日アクセス)
4) 深澤貴子，中村利夫，今野弘之ほか：高度進行再発がんにおける消化器症状改善を目的としたPalliative Surgery．癌の臨床 55(9)：679-687, 2009.
5) 特定非営利活動法人日本緩和医療学会緩和医療ガイドライン作成委員会(編)：がん患者の消化管症状の緩和に関するガイドライン 2011年版第3版．pp.45-51, 73-75, 金原出版，2012.
6) 安藤嘉子，片岡ひとみ，酒井透江：緩和的ストーマ造設後の食事経口摂取再開とその影響に関する実態調査．日本創傷・オストミー・失禁管理学会誌 14(1)：109, 2010.
7) 日本ストーマ排泄リハビリテーション学会，日本大腸肛門病学会(編)：消化管ストーマ造設の手引き．pp.4-9, 文光堂，2014.
8) ストーマリハビリテーション講習会実行委員会(編)：ストーマリハビリテーション基礎と実際，第3版，pp.208-220, 金原出版，2016.
9) 松原康美：術前教育の実際．松原康美(編)：ストーマケア実践ガイド術前から始める継続看護．pp.22-30, 学研，2013.
10) 安藤嘉子：セルフケア指導の実際．松原康美(編)：ストーマケア実践ガイド術前から始める継続看護．pp.90-96, 学研，2013.
11) 安藤嘉子，福嶋智子，金澤旭宣，ほか：緩和的ストーマの特徴および生活状況．日本ストーマ・排泄リハビリテーション学会誌 25(3)：125-131, 2009.
12) 小林成行，福原哲治，目崎久美，ほか：オキサリプラチンが原因と考えられた再発直腸癌化学療法中のストーマ静脈瘤出血の1例．癌と化学療法 41(7)：905-907, 2014.
13) 安藤嘉子：小腸ストーマ保有者の便性コントロールのポイントは？　向井直人(編)：Nursing Mookケアの疑問Q&A．pp.62-65, 学研メディカル秀潤社，2014.

（安藤　嘉子）

6 ストーマ造設に関する社会保障制度

1 身体障害者手帳

ストーマを造設した場合や，治癒困難な腸瘻がある場合には身体障害者手帳を取得できる．身体障害者手帳は本来障害が永続的に続く場合が対象となり，ストーマ造設の場合は永久的なストーマ，腸瘻では手術などでも治癒の見込みが立たない場合などが対象となる．しかし，治療の経過で一時的なストーマを造設した場合でも疾病や身体状況によって閉鎖時期の見込みが立ちにくい場合は，再認定が必要という形で申請をすることも可能であるが，申請時期等の詳細については，各自治体（判定機関である更生相談所）によって判断が異なる．

等級と申請時期

■ **ストーマ造設直後または腸瘻が治療困難と判断された直後に申請**

4級＝腸管または尿路変向(更)のストーマ1か所造設
　　　治療困難な腸瘻
3級＝腸管のストーマを2か所造設
　　　腸管のストーマと尿路変向(更)のストーマが併せて造設された場合

■ **上記状態から6か月以降に申請**（ストーマ造設直後に4級を取得後再申請により等級変更となる場合）

3級＝腸管ストーマを持ち，かつ，下記のいずれかの状態がある場合
- ストーマにおける排便処理が著しく困難な状態
- 高度の排尿障害がある

1級＝下記のいずれかの状態により，日常生活に極度の制限が加わる場合
- 腸管のストーマに尿路変向(更)のストーマを併せ持ち，かつ，いずれかのストーマにおいて排便・排尿処理が著しく困難な状態
- 腸管のストーマを持ち，かつ，ストーマにおける排便処理が著しく困難な状態及び高度の排尿障害がある
- 治癒困難な腸瘻があり，かつ，腸瘻における腸内容の排泄処理が著しく困難な状態及び，高度の排尿機能障害がある

＊認定の基準に関する詳細については，厚生労働省または各自治体のホームページなどで確認できる．

申請および相談窓口

- 住民票がある市区町村の障害福祉担当課
- *診断書が記載できるのは，身体障害者福祉法15条で指定を受けた医師のみ．
- *申請の際に，指定医に記載してもらった診断書（国の参考様式があるが，自治体によって若干変更している場合があるので，担当課でもらうことが望ましい）が必要．
- *顔写真(4×3 cm)，印鑑が必要だが，上記診断書の件も含めて事前に相談しておくとよい．

身体障害者手帳を利用して受けられるサービス

■ストーマ用装具・おむつの支給

- ストーマ用装具は，日常生活用具として支給されるが，腸管ストーマか，尿路変向（更）ストーマかによって，また市区町村によって支給額や一度に申請できる期間等詳細は異なる．
- 所得に応じて自己負担が異なるが，自治体によっては自己負担分を助成している場合もある．
- ダブルストーマの場合には，その旨を記載した診断書を提出して手帳発行を受けていれば2か所分の支給が受けられる．
- 皮膚びらんの状態等によって長時間のストーマ装具使用が困難な場合には，おむつの支給が受けられる．市区町村によって，対象や金額等詳細が異なるので必ず各自治体に確認する

■注意事項

- 手帳取得後に，業者の見積書を添えて手続きを行う
- 補助は，現金で受け取るのではなく，市区町村が直接業者に振り込む形となる．
- 購入済みの物品に関しては，補助の対象にならないので注意する．
- ほかの障害で手帳を取得していても，"膀胱・直腸機能障害"による身体障害者手帳を取得していないと，ストーマ用装具の支給は受けられない．
  - →例：脳梗塞による肢体不自由で四肢体幹機能障害があり身体障害者手帳を取得していて，直腸がんを発症しストーマ造設術を受けた場合，あらためて，《膀胱・直腸機能障害》という障害名追加の申請を行い，手帳内に障害名が追記されることで，ストーマ用装具の支給を受けられる．
- 生活保護受給者のストーマ用装具
  - →生活保護受給者も身体障害者手帳を取得すれば，"日常生活用具"として支給を受けられるが，手帳が発行されるまでの期間や，一時的なストーマであることで手帳の対象にならない場合には，医療扶助の"治療材料"として補助が受けられる．生活保護の担当者に相談して手続きを進めることになる．

就労・復職などに関する相談

身体障害手帳を取得している場合の就労，復職などについて，以下の機関で相談や支

援が受けられる．
- ハローワークの職業相談・紹介
- 障害者職業センター（職業相談，職業リハビリテーションの計画，など）
- 障害者就労相談センター（職業能力評価等の実施，就労支援，など）

その他，障害者総合支援法に規定されたオストメイト社会適応訓練は，実施主体としては都道府県となるが，実際には社会福祉協議会や日本オストミー協会などに委託して，講演会や相談会を開催している．

その他のサービス

身体障害者手帳を取得することによって，以下のような制度の利用が可能となるが，障害名や等級によって利用条件が変わるので，詳細は各自治体に確認する．
- 所得税の障害者控除，JR・バス・タクシー料金（手帳提示により 1 割引となることが多い）等交通費に関する割引など（→ p.129, 表 5-11）．

2 障害年金について

- ストーマを造設した場合，障害年金の 3 級に該当する
  → しかし，障害基礎年金は 1・2 級のみのため，国民年金加入者は腸管のストーマを造設しただけでは受給できない．直腸のストーマと尿路変更のストーマの両方の造設術を受けているなど，重複した障害をもっているか，疾患による全身状態によって日常生活への影響がどの程度あるかによって判断される．
- ＊障害年金の等級表は，身体障害者手帳の等級表とは別のものであり，連動はしていない．
- 障害状態以外の受給要件
  → 初診日（障害の原因となる疾患について初めて受診した日．その医療機関で診断がつかずに，ほかの医療機関を紹介された場合などでも，症状が出て初めて受診した医療機関の受診日が初診日となる）に加入している年金の種類は何か
  → 初診日が 65 歳以前にあるか
  → 初診日以前の年金保険料の支払い状況
- 障害認定日
  → 通常，初診日から 1 年 6 か月後の状態で認定されるが（障害認定日），その前にストーマ造設となった際には，造設術から 6 か月あるいは障害認定日の早いほうで認定される．

3 傷病手当金

- 疾患の治療を受けるための休業補償として，健康保険から支払われるもので，国民健康保険にはない制度である．
- 疾患を理由に 3 日以上続けて休み，給料が支払われない場合や，減額された場合に標

準報酬の3分の2まで補償される．
- 有給休暇を先に使える場合には，有給期間終了から支給される．
- 受給できるのは，支給開始から1年6か月となる．
  →その間に一旦出勤することができて給料が支払われ，その後再び休職した場合でも，給料が支払われた期間も含めて1年6か月で支給終了となる．
  →一方，支給開始後または支給要件が整った日以後に退職した場合でも，退職前に保険加入期間が1年以上あれば1年6か月までは受給することができる．
- 申請・相談窓口
  →健康保険の保険者(健康保険組合，全国健康保険協会など．保険証に記載されている窓口)

4 税金の医療費控除

- 1月から12月の1年間の医療費が10万円を超えたとき，翌年の確定申告期に申告をすれば医療費控除が適用され，税金還付が受けられる場合がある．
- 病院に支払った医療費のほかに，ストーマ用装具を自費で購入した分も対象となる．
  →領収書(ストーマ用装具の領収書であることが明記されたもの)に医師が作成した「ストーマ用装具使用証明書」を添えて申告する．
* 注：実際に支払った金額から，生命保険の入院給付などで受けた給付額や健康保険で高額療養費の償還などがあればそれを引き，さらに10万円を引いた額が控除額となる．

5 介護保険や障害者総合支援法による介護サービス

- 65歳以上で，身の回りのことに介助が必要になった場合(40歳以上65歳未満でがん末期と診断された場合も同様)には介護保険の申請が可能である．
* 注：40歳以上65歳未満の健康保険加入者は，介護保険の2号被保険者として特定疾病(16疾病，がん末期を含む)に該当すれば65歳以上の人と同様に市区町村の介護保険担当課や地域包括支援センターで申請が可能だが，生活保護受給者は健康保険加入者ではないため，介護扶助を申請することとなり，窓口は生活保護担当となる．
- 障害者総合支援法では，障害支援区分認定申請をして区分がつけば介護給付を受けることが可能である．
  →しかし，介護保険と異なり，申請と同時に暫定でサービスを利用開始するということができないため，利用開始までは時間がかかる．
  →さらに，介護保険と総合支援法により同じメニューを利用できる場合は，介護保険が優先される．

■介護従事者によるストーマケア

介護が必要な状態になったときに，家族がいない場合などは介護従事者にストーマケアを依頼したいという場面も増えつつある．介護従事者が行うストーマケアについて，

2005年の厚生労働省通知では，排泄物を袋から廃棄することのみが医療行為ではないと認められてたが，2011年には，「合併症がなくストーマが安定している場合で専門的な管理が必要とされない場合にはストーマ装具の交換は医療行為にはあたらない」との通達が出され，医師・看護師以外のストーマ装具の交換が可能となった．しかし，実際にはストーマ装具の交換ができるヘルパーはまだ少ないのが現状と思われる．

6 相談窓口

病院の医療ソーシャルワーカー

上記の制度についての詳細は，制度担当者からの情報提供でその利用方法も説明される．しかし，患者自身が何を利用したらよいのか，利用できるのかわからない場合や，困っていることを具体化し整理すること自体が難しい患者・家族は，まず病院の医療ソーシャルワーカー(medical social worker：MSW)に相談をすることにより，整理をしてから，具体的な制度利用を進めていくことをお勧めする．

患者会

公益社団法人日本オストミー協会(→p.131)がある．オストメイト自身が自らの福祉の向上を目指して活動している患者会で，各都道府県に支部もあり，ホームページでも多くの情報を提供している．

参考文献

1) ミネルヴァ書房編集部(編)：社会福祉小六法 2014[平成26年版]．ミネルヴァ書房，2014．
2) 『身体障害者手帳診断書作成の手引き』平成26年4月　神奈川県保健福祉局福祉部障害福祉課　神奈川県立総合療育相談センター　発行
3) 日本オストミー協会 http://www.joa-net.org/(2016年5月15日アクセス)
4) 厚生労働省 http://www.mhlw.go.jp/(2016年5月15日アクセス)
5) 『障害のある方のための　福祉のしおり　平成26年度版』相模原市　http://www.city.sagamihara.kanagawa.jp/fukushi/shogai/019309.html(2016年5月15日アクセス)
6) 『障害福祉のあんない 2015』横浜市　PDF形式　http://www.city.yokohama.lg.jp/kenko/shogai/(2016年5月15日アクセス)

（伊勢田 明子）

第 6 章

療養生活の支援

1 排便障害専門外来の実際

　超高齢社会となり，排便障害，特に便失禁を主訴として来院する患者が増加傾向にある．受診する患者の多くは，下着の汚染やにおいのために日常生活が制限されている場合がある．また，現状として，患者自身に羞恥心があったり，どの診療科に相談すればよいかわからないことから，治療できないものとあきらめて，医療機関を受診することが少ないことが問題と考えられる．さらに，医療者側においても，排便障害の治療やケアに取り組んでいる医療者が少なく，専門外来が数少ない現状がある．

　当院では2001年より，医師，皮膚・排泄ケア認定看護師（Wound, Ostomy and Continence Nursing：WOCN），臨床検査技師，放射線科技師，2012年よりリエゾン精神看護専門看護師も加わった医療チームで，直腸肛門機能の諸検査，診断，治療，排泄ケアを行う体制を整え排便障害の診療に取り組んでいる．本項では，当院で現在行われている排便障害専門外来での診断，治療の取り組み方とWOCNの排便障害ケアの実際について述べる．

Column

当院の排便障害専門外来延べ受診者数の動向（図1，2）

　受診患者の多くは，ほかの医療機関からの紹介だけでなく，新聞や書籍，テレビ，インターネットなどの情報をもとに受診する場合もある．排便障害がマスメディアで取り上げられると受診者数が増加する傾向にある．受診者は女性のほうが多い傾向にある．また，便失禁症状だけでなく，排便困難，その他多彩な症状で受診している．

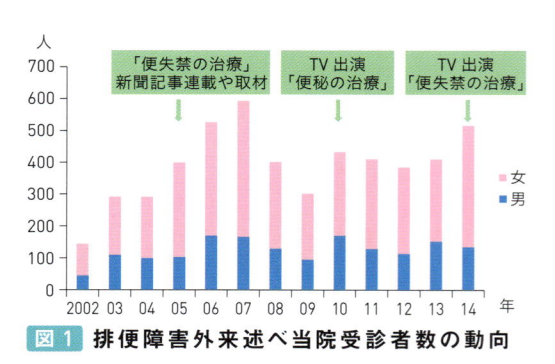

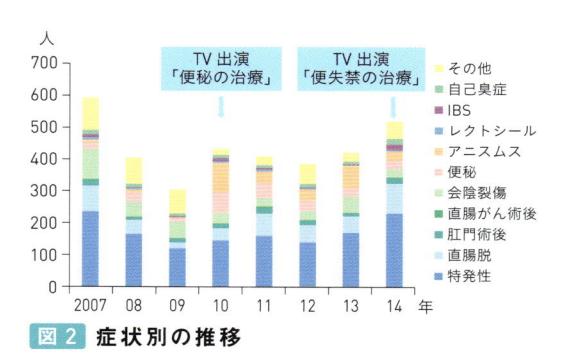

図1 排便障害外来述べ当院受診者数の動向

図2 症状別の推移

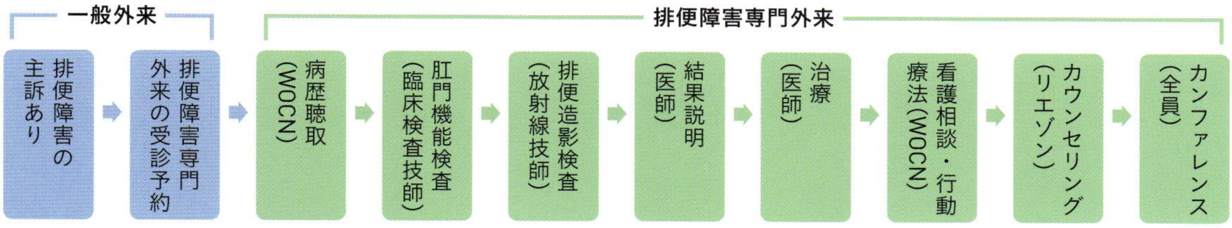

図6-1 排便障害専門外来受診時の流れ

一般外来：排便障害の主訴あり → 排便障害専門外来の受診予約

排便障害専門外来：病歴聴取（WOCN）→ 肛門機能検査（臨床検査技師）→ 排便造影検査（放射線技師）→ 結果説明（医師）→ 治療（医師）→ 看護相談・行動療法（WOCN）→ カウンセリング（リエゾン）→ カンファレンス（全員）

1　排便障害専門外来受診時の流れ（図6-1）

　当院では排便障害の外来診療は，患者のプライバシーに配慮した環境を確保して，時間をかけて行っており，完全予約制としている．

　一般外来受診時に便失禁や排便障害を主訴として訴えている患者に対し，一般外来の医師の判断によって，排便機能検査を含めた排便障害専門外来の受診の予約を行っている．患者が肛門機能検査を希望して受診の予約を行うこともある．この際に，感染症検査や事前準備の説明を済ませておく．

　排便障害外来の当日は，WOCNがプライバシーの確保された環境で問診表をもとに30分程度の時間をかけて，詳細な問診を行う．

　次に，外来側にある検査室に移動し，医師と臨床検査技師が肛門機能検査を行う．検査の前に，WOCNが必要な情報を臨床検査技師に申し送る．排便造影検査は，放射線科の透視室にて放射線科技師が行う．

　検査終了後は，医師により問診の内容と，検査結果の所見をもとに個々の患者の問題をとらえて説明を行い，治療方針を決定する．必要に応じて医師が薬剤の処方を行う．その後，必要に応じて，WOCNが食事指導，生活指導，スキンケア方法などの看護相談を行っている．また，医師の指示により，骨盤底筋訓練の指導やバイオフィードバックトレーニングなどの行動療法についてもWOCNが担当している．

　これらの診療内容を，専門外来日の外来終了後の夕方にスタッフ全員でカンファレンスを行い，個々の患者の問診の内容，検査結果，治療方針，ケア方針について確認や検討を行っている．それぞれの職種の立場から意見交換を行うことで，今後の治療やケア方針，外来運営に活かしている．

2　外来での実際

問診

　問診は53項目に及ぶ質問表（図6-2）を外来予約の際に患者に渡し，記載したものを用いてWOCNが行う．そのなかで，通常の排便の状態，失禁の頻度や量などの状況のほか，下剤の使用状態，肛門手術などの既往歴，分娩歴，排便障害が日常生活に与えている現状の程度，排便困難の状況，排尿に関する状況なども詳細に十分な時間をかけて

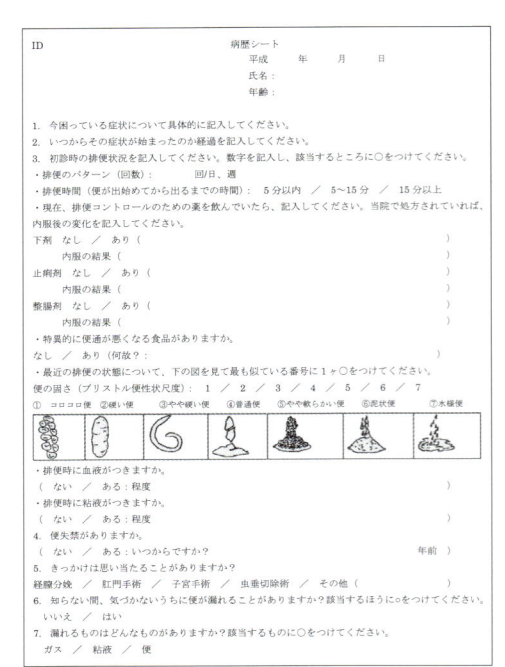

図 6-2 質問表（例：JCHO 東京山手メディカルセンター）
53 項目に及ぶ質問表を患者に渡し，記載してもらう（図はその一部）．

聴取する．

便の性状については，形のある便なのか，まとまった塊のある便なのか，兎糞状の便なのか，ブリストル便形状スケール（→ p.19）を見ながら答えてもらい，正確な情報を把握するようにしている．

便失禁に対する直腸肛門機能検査

便失禁に対する検査は，肛門内圧検査は全例に行っているが，ほかは問診によって必要とした場合に医師が選択している．十分にトレーニングを受けた臨床検査技師が，医師の指示のもとに検査を行う．検査の保険点数は直腸肛門機能検査を 1 項目行った場合が 800 点，2 項目以上行った場合は 1,200 点算定される（2016 年 4 月現在）．

当院での直腸肛門内圧検査は，マイクロトランスデューサー法で行っている．カテーテルを自動で引き抜き，肛門内括約筋と外括約筋の収縮力を検査する．得られたデータはコンピュータで自動解析される．

2013 年 4 月から 2014 年 3 月までに受診した患者のうち，便失禁を訴えて直腸肛門機能検査を受けた患者 347 例の肛門内圧平均値は，肛門管最大静止圧（MRP）が 34.4±20.8 mmHg，最大随意収縮圧（MSP）が 109±72.3 mmHg であった〔MRP は低値．正常（基準）値は，MRP：40〜80 mmHg，MSP：80〜200 mmHg としている〕．

肛門管超音波はラジアル型プローブを使用しており，最近は 3D 機能を兼ね備えたタイプの超音波装置を使用している．便失禁患者のうち 224 例に肛門管超音波検査を施行している．結果は，内外括約筋の断裂が 18％，括約筋の菲薄化および不明瞭が 10％

であった．異常がない症例は81％であった．

治療方針

■薬物

便性状が軟便の便失禁患者には薬物または食物繊維の投与を行っている．使用薬剤では便を固形化させるポリカルボフィルカルシウムや整腸剤を使用している．食物繊維ではオオバコ製剤を多く使用している．また便の性状によっては止痢薬を併用することもある．

便秘の改善のために刺激性下剤を多用している例には，塩類下剤に変更したり，排便促進坐剤を併用している．

2014年4月～2015年3月の受診者の治療の内訳は，薬物の使用が65％，服薬や食事指導を43％に行っていた．肛門内圧値が正常範囲内であっても，便失禁の訴えがある患者では，問診で下剤の服用方法や食事摂取内容，排便習慣に問題を持っていることが明らかになっている．高齢者に比較的多く，服薬や食事などの排便習慣の指導にてスムーズに失禁症状の軽快が認められた．有形便にまとめられれば，残便なく排泄されるので，失禁症状が改善されていた．

■食物繊維サプリメント（表6-1）

食物繊維サプリメントの活用については，日常摂取している食事に追加するようにし，サプリメントに頼りきりにならないようにする．食事を含めて，食物繊維の1日摂取量の目安は15～20gである．排便性状に応じて食物繊維の種類や摂取量をアドバイスする．排便性状が有形化し，まとめてすっきりと排便できるようになることを目標にする．排便障害の症例や，消化器疾患，腸に狭窄がある場合は，医師に相談する．

便失禁に対するスキンケア

機械的刺激を避ける，皮膚の浸軟予防〔肛門用立体形状パッド〔Goodガード（Gガード）〕や挿入型肛門用失禁装具（ペリスティーンアナルプラグ）などを紹介する〕，化学的刺激による皮膚障害の予防に努める．詳細は第4章2「スキントラブル発生時のケア」（→p.89）を参照．

バイオフィードバック療法の実際（図6-3）

バイオフィードバック療法とは，科学技術を使い，目に見えない生体の反応を光や音などの形式に変換して視覚的に認識し，生体にフィードバックすることである（→p.138）．肛門括約筋のコントロールは，バイオフィードバックを使用することにより随意的に自己コントロールすることができる．

当院では切迫性失禁を訴える患者や，括約筋収縮の持続が困難な症例に対してバイオフィードバック療法を行っている．WOCNによって予約制で1回30分，月に1回のペースで行っている．終了の目安は，正確なトレーニングが自己で継続できること，失禁の症状が軽快することを目標にしている．各セッションごとに排便記録を活用し，便性状のコントロールや食事指導をきめ細かくアドバイスすることも重要と考えている．

表 6-1 食物繊維サプリメント

		ゼリージュース イサゴール [フィブロ製薬(株)]	とろっと快朝 イサゴール [フィブロ製薬(株)]	Ethical Dietary Fiber (イー・ディー・エフ) [フィブロ製薬(株)]	サンファイバー [(株)タイヨーラボ]
商品名 [販売元]					
特徴		・特定保健用食品 ・サイリウム種皮を主成分とした食物繊維加工食品 ・おなかの調子を整える作用と血清コレステロール低下作用あり	・サイリウム種皮，難消化性デキストリンを主成分とした食物繊維加工食品 ・とろっとした飲みやすさ	・サイリウム種皮，デキストリン，イソマルトオリゴ糖を主成分とした食物繊維加工食品 ・飲みものに混ぜやすい味のないタイプ	・特定保健用食品 ・グァー豆を原料とした水に溶ける食物繊維(グァー豆酵素分解物)
飲み方・味		・1スティックをコップ1杯(約100 mL)の水に混ぜてジュース状にして摂取 ・1日2スティックを目安 ・アセロラ味	・1スティックをコップ1杯(約100〜150 mL)の水に混ぜてジュース状にして摂取 ・1日2スティックを目安 ・ピーチ味	・1スティックをコップ1杯(約100〜200 mL)の水とともに摂取 ・1日3スティックを目安 ・無味無臭	・1〜2スティック(6〜12 g)を目安に飲み物や汁物などに混ぜて摂取 ・無味無臭
成分		以下は6.0 g/スティックあたり	以下は5.0 g/スティックあたり	以下は3.5 g/スティックあたり	以下は6.0 g/スティックあたり
	エネルギー	6.6 Kcal	3.0 Kcal	2.9 Kcal	12.3 Kcal
	タンパク質	0.1 g	0.1 g	0.1 g	0.0〜0.06 g
	脂質	0.0 g	0.0〜0.1 g	0.0 g	0 g
	糖質	1.5 g	0.3 g	0.6 g	0.5 g
	食物繊維	4.0 g	4.2 g	2.6 g	5.1 g
	ナトリウム	3.8 mg	0.0〜5.0 mg	1.0〜5.0 mg	3.0〜9.0 mg

〔ゼリージュースイサゴール，とろっと快朝イサゴール，Ethical Dietary Fiberの写真はフィブロ製薬(株)提供による〕

2014年4月〜2015年3月の受診者のうち便失禁症状でバイオフィードバック療法を施行したのは32例(4%)であった．便失禁が消失したのは18例(56%)，減少したのは3例(10%)，継続中は7例(22%)で変化なく，中断したものは4例(12%)であった．

手術治療

第3度または第4度会陰裂傷に代表される分娩外傷で，肛門管超音波にて外括約筋の断裂が明らかで，便性状のコントロールやバイオフィードバック療法を行っても切迫性便失禁症状が改善されない症例は，括約筋形成術を行なっている．直腸脱の症例で，排便時の努責だけでなく，日常生活でも直腸脱がある場合は，腹腔鏡下直腸固定術を施行している．2014年4月〜2015年3月の受診者の治療内訳の内訳は，外科的治療は

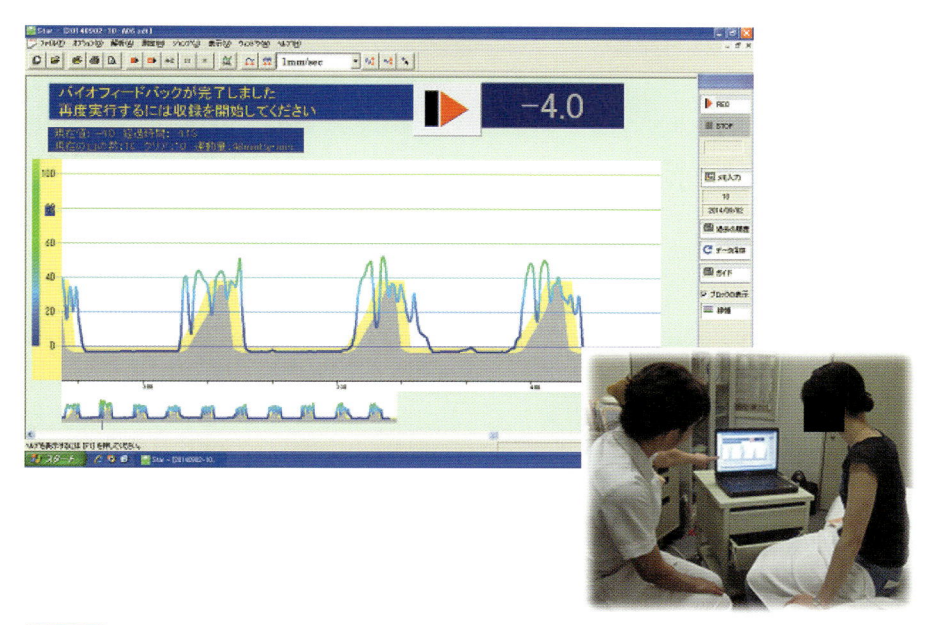

図 6-3 バイオフィードバック療法の実際

16％であった．保存的治療によって便失禁症状が改善せず，患者が希望する場合には仙骨神経刺激療法を施行している．

3 排便障害治療における WOCN の役割

■病歴聴取

詳細な病歴聴取により，排便障害（便秘・下痢・便失禁・排便困難）の原因をアセスメントすることが重要である（→ p.155）．

■食事指導，服薬指導など

直腸肛門機能検査を経て，水様便や軟便で失禁症状がある場合や便性状がさまざまで排泄量も不十分で残便感があり，排便コントロールが不良の場合は，食事指導，食物繊維やビフィズス菌のサプリメント，特定保健用食品の紹介，服薬指導を行う．排泄コントロールを行い，便の有形化を図ることで，肛門括約筋機能不全であっても，便を有形化することで症状の軽減が得られる．また，止痢薬や下剤などの処方がある場合には，服薬方法について患者に確認し，適切に内服できるように指導を行う．

■スキンケア，骨盤底筋訓練などの指導

排泄後のセルフケアに問題がある場合は，スキンケア方法の指導や失禁用品の選択についてアドバイスを行ったり，スキンケア用品の紹介，使用方法の指導を行う．

切迫性便失禁の患者で外肛門括約筋の機能低下があり，適応のある症例に対しては，医師の指示により，骨盤底筋訓練指導（→ p.136）やバイオフィードバック療法を行う．

■精神的ケア

患者の多くは排便障害に対して悩み，何とか治したいと思って受診している．多数の

医療機関を受診したものの，仕方がないと言われて傷ついている場合もある．排泄にかかわることは非常にプライベートな問題であり，1人で悩んでいるケースも少なくない．そのため，まず，患者の話や訴えに十分に耳を傾け，思いを表出できるようにかかわることが重要である．検査や治療をする前の問診の段階で，話を聞いてもらっただけでもよかったといわれることも少なくない．

　患者の話を理解するためには，聴取する側の評価や解釈を交えずに，無条件に受け入れることが重要である．そして，わからないと感じたことを患者に尋ねたり，話を確認したり，理解できたことを患者に伝え対話しながら信頼関係を築いていく必要がある．肛門直腸に器質的な異常が認められなくても，「他人に便臭を指摘される」「常時便臭がしていて日常生活に支障がある」「ガスが常時漏れて気になる」という不安が改善しない患者や不安障害，摂食障害，うつなどの精神科既往歴がある患者もいる．このようなケースでは，患者の希望に応じて精神看護専門看護師と連携し，精神的ケアを行う．

■ **継続的フォロー**

　排便障害には生活習慣も大きく影響するため，症状の改善には時間を要する場合もある．患者自身が正しい排泄習慣を理解し，自己コントロールができるまで，継続的なフォローが必要である．外来受診の際には，日常生活に及ぼす影響などの相談に応じ，患者個々のQOLの改善につながるケア提供が必要と考える．

　排便ケアの専門外来では医師やWOCNだけでなくほかのメディカルスタッフを含めたチーム医療が重要である．各専門職の立場から検査や治療，ケア方法を実践し，患者の排泄状態の十分な評価を行ったうえで，適切な方法を患者に提示できるように努める必要がある．今後もデータを蓄積し，よりよい排便障害の診療やケアを提供していくことも重要である．

参考文献

1) 日本ストーマ・排泄リハビリテーション学会(編)：ストーマ・排泄リハビリテーション学用語集，第3版．金原出版，2015.
2) 西村かおる(編)：排便ケアブック．p.75，学習研究社，2009.
3) 山名哲郎編著：読んだら変わる！排便障害患者さんへのアプローチ　便秘・下痢・便失禁のアセスメントとケア．メディカ出版，2007.
4) 前田耕太郎(編)：ナーシングケアQ＆A第14号　徹底ガイド　排便ケアQ＆A．総合医学社，2006.
5) Rao SS：Current and emerging treatment options for fecal incontinence. Journal of Clinical Gastroenterology 48(9)：752-764, 2014.
6) Bliss DZ, Norton C：Conservative management of fecal incontinence. American Journal of Nursing 110(9)：30-38, 2010.
7) Bliss DZ, et, al：Assessment and Conservative Management of Faecal Incontinence and Quality of Life in Adults, 5th ed. pp.1445-1485. International Consultation on Urological Diseases(ICUD), 2013.
8) 田中秀子，溝上祐子(監修)：失禁ケアガイダンス．日本看護協会出版会，2007.

（積　美保子）

2 下痢・便秘時の栄養管理

　消化液(口から摂取した水分, 唾液, 胃液, 腸液, 胆汁, 膵液など)9Lのうち, 約7Lは栄養素とともに小腸で吸収され, 残り2Lが大腸に入る. 消化されなかった食物繊維が混ざったこの2Lは, 完全に水のような状態である. 大腸では主に水分や電解質が吸収されるので, 食物の残りカス(食物残渣)が集められ, それが塊となったものが便となる. 通常の便は, 1日1回約150g程度, その水分含有率は約70%とされている.

　がん患者においては, 化学療法などの治療の副作用として, 悪心や味覚障害, 下痢, 便秘などに悩まされることがあり, そのため食欲は低下し, 十分な栄養や水分摂取ができない状況に陥ることとなる[1]. 下痢は, 頻回で水様の排便と定義(→ p.18)され, 水分含有率が80～90%になると泥状便, 90%以上になると水溶便になるといわれている. また, 一般に排便回数も増加することが多くなる. 便秘は腸管内容の排出が不定期で頻度が減少, または困難な状態と定義される(→ p.18).

1 良好な排便コントロールの条件

　良好な排便コントロールのために, 普段から心がけたいこととして, 以下が挙げられる.

①食物繊維の十分な摂取
②十分な水分摂取
③胃や腸の動きを活発にするための適度な運動
④ヨーグルトやチーズ, 乳酸菌を含む発酵食品や飲料の摂取などで良好な腸内細菌叢を保つ

　食物繊維とは, ヒトの消化酵素で消化されない食品中の難消化性成分の総体と定義され, 不溶性食物繊維と水溶性食物繊維の2種類がある(表6-2).

■不溶性食物繊維
　穀物, 根菜など, 繊維質の多い野菜や豆類に多く含まれている. 水に溶けずに水分を吸収してふくらみ, 便のかさを増やして腸管を刺激し, 腸の蠕動運動(消化管などの臓器の収縮運動)を高めるはたらきをする.

■水溶性食物繊維
　水に溶ける性質をもつ食物繊維で, 果物や海藻類などに多く含まれている. 腸の中でゲル状の軟らかい便をつくり, 便を出やすくさせる作用がある.

表 6-2 不溶性食物繊維と水溶性食物繊維の特徴

	不溶性食物繊維	水溶性食物繊維
特徴	水分を吸収し，膨らむ	水分に溶けて粘る
働き	・便のかさを増し，便通改善する ・有害物質を排泄する	・便を軟らかくする ・腸内環境を整える ・食後のコレステロール，血糖値上昇の抑制
豊富な食品	・根菜類（ごぼう・蓮根など） ・筋の多い野菜類（たけのこ・カリフラワー・大根の葉など） ・山菜類（ぜんまい・わらびなど） ・きのこ類 ・豆類 ・乾物（切干大根・ひじき・干し芋など）	・果物類（キウイ・リンゴ・いちご・みかんなど） ・筋の少ない野菜類（人参・ほうれん草・大根・たまねぎ・かぼちゃなど） ・いも類（じゃがいも・長いも・里いも） ・海藻類（わかめ・昆布など） ・こんにゃく

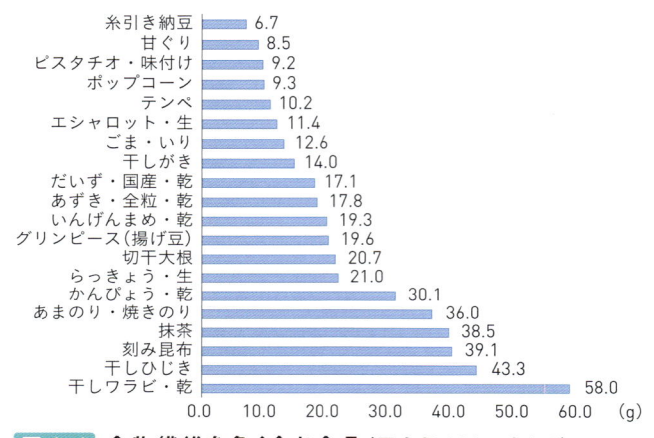

図 6-4 食物繊維を多く含む食品（可食部 100 g 当たり）

食品	g
糸引き納豆	6.7
甘ぐり	8.5
ピスタチオ・味付け	9.2
ポップコーン	9.3
テンペ	10.2
エシャロット・生	11.4
ごま・いり	12.6
干しがき	14.0
だいず・国産・乾	17.1
あずき・全粒・乾	17.8
いんげんまめ・乾	19.3
グリンピース（揚げ豆）	19.6
切干大根	20.7
らっきょう・生	21.0
かんぴょう・乾	30.1
あまのり・焼きのり	36.0
抹茶	38.5
刻み昆布	39.1
干しひじき	43.3
干しワラビ・乾	58.0

〔新井映子，ほか：ビジュアルワイド食品成分表，改訂13版，p.311，東京書籍，2008より〕

表 6-3 下痢のときの食事の工夫

1. 刺激を抑えた食事
    - 香辛料や濃い味付け，冷たすぎるもの・熱すぎるものなどを避ける
    - 脂肪の多い食品，食物繊維の多い食品を避ける
    - 冷たい牛乳，アルコール，コーヒー，炭酸飲料などを避ける
2. 分回食
    - 1回の食事量を減らし，食事回数を増やす
3. 十分な水分摂取
    - スープや味噌汁，イオン飲料など

　高齢のがん患者は疾病の副作用，加齢などから口腔機能の低下が起こり，硬いものを避けるようになりがちであり，不溶性の食物繊維はとりにくくなる．食物繊維を多く含む食品については図 6-4 に示す．

2 下痢のときの栄養管理

食事の工夫

下痢の症状が出ている際は，胃腸を休め，その負担軽減が必要となる（**表6-3**）．

■刺激を抑えた食事

まずは，香辛料や濃い味付け，冷たすぎる・熱すぎるなどの温度変化が大きいものなど刺激を抑え，かつ消化吸収がよく，食物残渣の少ない食事を選択する．

■食事量を減らし，食事の回数を増やす

下痢により，水分と栄養素が失われるため，1日3食と決めず，身体状況をみて，1回の食事量を減らしかつ食事の回数を増やして，ゆっくり摂取していく．

■水分の摂取

下痢が続くと，水分とともにナトリウムやカリウムなどの電解質も奪われてしまうため，脱水には気をつけ，十分な水分補給を意識する．水やお茶などではなく，スープ，味噌汁，果汁，スポーツドリンクや経口補水液などを選ぶことで，水分だけではなく，失われた電解質も同時に補うことができる．また，胃腸への負担を考え，冷たいものではなく，常温に近いものを摂取する．

下痢のときのおすすめメニュー

■お麩と白菜のスープ煮

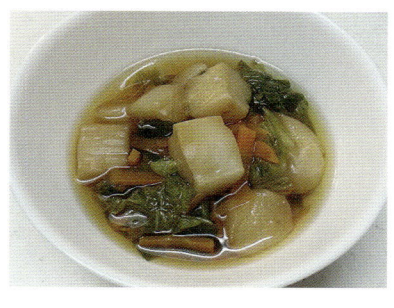

食材（1食分）

白菜…30 g	だし汁…150 cc
人参…15 g	しょうゆ…小さじ1/4
麩…小5個（3 g）	みりん…小さじ1/4

作り方

1. 白菜と人参は千切りにしておく．
2. 麩はぬるま湯で戻しておく．
3. 鍋に1と2を入れ，だし汁と調味料を入れて，弱火で煮る．
4. 白菜がやわらかくなったら，器に盛り付ける．

■イオンゼリー

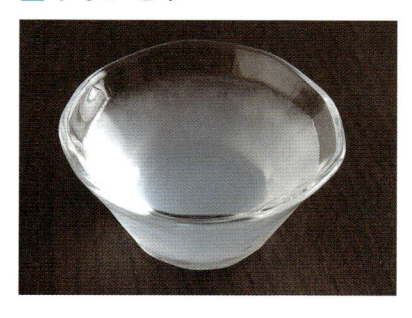

食材（3個分）

イオン飲料（常温）…300 cc　　　ゼラチン…5 g

作り方

1. イオン飲料のうち，50 ccにゼラチンを入れてふやかしておく．
2. 1を加熱し，ゼラチンを溶かす．
3. 2に残りのイオン飲料を加え，冷蔵庫で冷やし固める．

3 便秘のときの栄養管理

食事の工夫

■食物繊維の摂取
食物繊維を多く含む食品をとるようにする．食物繊維の多い食品は**図6-4**のとおりだが，がん治療の影響から食欲がない，うまく噛めない，疲れるなどの理由で，うまく食べられない場合もあるため，食べやすくする工夫も必要である．食材の繊維を断つような切り方をしたり，十分加熱して軟らかくしたり，つなぎなどを入れて食べやすくする．

■水分摂取
水分摂取も重要だが，あまり飲みたくない，むせるなどの場合は，ゼリーなどに形態を変え，食べてもらってもよい．

■発酵食品を取り入れる
ヨーグルトやチーズなどの発酵食品は，ビフィズス菌を含み，腸内細菌叢を整える．食物繊維やオリゴ糖を一緒にとることは，互いの作用の相乗効果で，さらに腸内環境を整えてくれる．

■規則正しい生活，バランスよい食事
適度な運動をし，生活リズムを決め規則正しく生活し，バランスよく食べる（**表6-4**）．

表6-4 便秘のときの食事の工夫

- 食物繊維を十分に摂取する
- 水分を十分に摂取する
- 1日3回食事をとる
- 整腸作用のある発酵食品を食べる（乳酸菌飲料，ヨーグルト，チーズなど）
- バランスのよい食事を心がける
- 規則正しい食生活を心がける

便秘のときのおすすめメニュー

■ひじきの里芋あえ

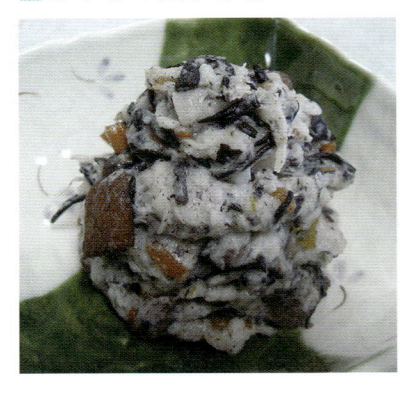

食材（4食分）
ひじき（戻）…50g　　だし汁…200cc
油揚げ…8g　　　　しょうゆ…小さじ1
人参…25g　　　　　砂糖…小さじ1
いんげん…15g　　　里芋…小1個

作り方
1. 小鍋に戻したひじき，スライスした油揚げ，人参，いんげんを入れ，だし汁と調味料で煮る．
2. 里芋は皮をむき，蒸して，つぶしておく．
3. 出来上がったひじき煮をマッシュした里芋で和える．

■ ヨーグルト入り蒸しパン

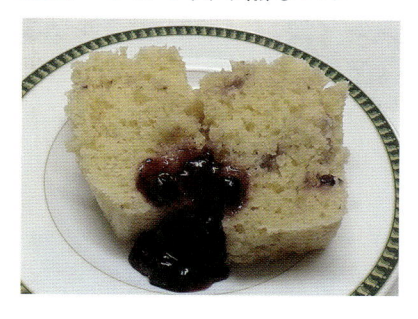

食材（15×20 cm の型 1 台分）

プレーンヨーグルト… 200 g
卵… 1 個
砂糖… 50 g
サラダ油… 大さじ 1
ホットケーキミックス… 200 g
ブルーベリーソース… 大さじ 2

作り方

1. 型にクッキングシートを敷いておく（カップでも可）．
2. ボールにヨーグルト，卵，砂糖，サラダ油を入れ，よく混ぜ合わせる．
3. 1 にホットケーキミックスを加え，よく混ぜ合わせる．
4. 型に流し入れ，ブルーベリーソースを散らし，へらで大きく混ぜる．
5. 蒸し器に入れ，中火で 20 分ぐらい蒸す．竹串を刺して何もついてこなければ蒸し上がり．

4 経管栄養管理

経腸栄養剤

経腸栄養剤は，天然濃厚流動食，半消化態栄養剤，消化態栄養剤，成分栄養剤に分けられる．それぞれの栄養剤には**表 6-5** のような特徴があるので，状況に合わせて選択する．それぞれの栄養成分は異なり，成分栄養剤に近づくにつれ，より吸収しやすい形になっている．

表 6-5 経腸栄養剤の特徴

	天然濃厚流動食	半消化態栄養剤	消化態栄養剤	成分栄養剤
商品名	オクノス流動食 A	エンシュア・リキッド	ツインライン	エレンタール
窒素源	タンパク質	タンパク質	アミノ酸ペプチド	アミノ酸
糖質	デンプン	デキストリン	デキストリン	デキストリン
脂質	多い	やや少ない	少ない	極少
食物繊維	有	有・無	無	無
消化吸収機能	正常	機能障害が高度でなければ可	機能障害が高度でなければ可	機能障害が高度な場合も可
残渣	多い	少ない	極少	極少
浸透圧	低い	比較的低い	高い	高い
保険適応	食品	食品，医薬品	医薬品	医薬品

特に消化吸収機能に問題がなければ，半消化態栄養剤が選択されることが多いが，製品によって，エネルギー量が異なる(1 mL あたり 1〜2 kcal)．糖質やタンパク質，脂質，ビタミン，ミネラル，食物繊維の含有量も異なるため，個々の必要栄養量に合わせて栄養設計が必要となる．一般の栄養剤だけではなく，糖尿病や腎疾患，肝疾患等，疾患に対応した栄養剤も存在する(表 6-6)．

経腸栄養投与時に，下痢や便秘のある場合

症状の原因を探り，介入方法を検討する(表 6-7, 8)．下痢の対応については，浸透圧に注意し，投与環境も考慮しながら，経腸栄養剤の変更や食物繊維の添加，液体投与

表 6-6 経腸栄養剤選択基準

- 消化吸収能力に合わせた栄養成分(成分栄養剤，消化態栄養剤，半消化態栄養剤，天然濃厚流動食)
- 疾患病態別の対応(一般，糖尿病，腎不全，肝不全，呼吸不全，免疫強化)
- 1 mL のエネルギー量　→　1.0 kcal，1.5 kcal，2.0 kcal
- タンパク質量，PFC 比
- 食物繊維の含有量
- ビタミン，微量元素の含有量
- 食塩(Na)の含有量
- 浸透圧
- パッケージ(缶，紙パック，ソフトパック，2 液混合)
- 投与方法(滴下，固形化，半固形化)
- 経管用，経口用(味つけの有無)
- 保険適応の有無

表 6-7 経腸栄養管理における下痢の原因と対応

原因	対応
吸収不良	・投与速度を落とす ・乳糖不耐症の場合は栄養剤の変更 ・脂肪含有量の減量 ・食物繊維の添加 ・投与温度(冷温ではなく常温) ・消化・吸収障害疾患への対応
高浸透圧	等張性の浸透圧の栄養剤の検討
細菌汚染	栄養剤やルートの細菌汚染の確認，清潔

表 6-8 経腸栄養管理における便秘の原因と対応

原因	対応
水分不足	水分投与量の増量
食物繊維不足	食物繊維の添加
運動不足	運動，活動量の増量
腸蠕動機能の低下(薬剤性，神経性)	下剤や腸蠕動促進薬の投与

ではなく半固形化投与などの投与方法を検討する．

半固形化投与とは，液体の栄養剤ではなく，粘度がある栄養剤を投与する方法をいう．投与方法は製品によりさまざまだが，投与時間が短い，瘻孔部（胃瘻・腸瘻）の漏れの改善，下痢の改善などのメリットがある．

5 栄養補助食品の利用

下痢や便秘時に整腸作用のある栄養補助食品には，食物繊維，オリゴ糖，乳酸菌飲料，GFO〔G：グルタミン，F：ファイバー（食物繊維），O：オリゴ糖〕などがある．

■食物繊維の強化された栄養補助食品

粉末タイプ，ドリンクタイプ，ゼリータイプがあり，嗜好や摂食嚥下機能に応じて，選択する．

■オリゴ糖

善玉菌とされている腸内のビフィズス菌の食糧となる．粉末タイプ，シロップタイプ，ドリンクタイプなどがある．

■GFO

グルタミン，ファイバー，オリゴ糖を含有する粉末清涼飲料である．グルタミン（G）はアミノ酸の一種で，生体内では最も多いアミノ酸で，ファイバー（F）には水溶性の食物繊維（ポリデキストロース，グアーガム酵素分解物）が含まれている．化学療法中の副作用で，下痢，悪心・嘔吐，口内炎などの消化器症状を伴うことも多く，絶食が続いたときの食事の再開には，絶食から食事へのつなぎとして，GFOを選択する場合がある．

> 排泄のコントロールがうまくいかないと，腹痛や腹部膨満感などがあり，それだけでも食欲は低下していく．化学療法や放射線治療などの期間中は，心身ともにストレスがかかるなかで，食事が苦痛なくおいしく楽しい時間となるよう，普段の食生活から見直し，工夫することが大切である．

文献

引用文献
1) 木幡恵子：化学療法最前線　消化管毒性を支える栄養管理　下痢・便秘．臨床栄養 117(4)：413-416, 2010.

参考文献
1) 井上善文，足立佳代子（編）：経腸栄養剤の種類と選択．pp.50-55, フジメディカル出版, 2005.

（江頭　文江）

3 排便ケアにおけるチーム医療の実際

1 チーム医療（チームアプローチ）の必要性

　チーム医療とは、「医療に従事する多様な医療スタッフが、各々の高い専門性を前提に、目的と情報を共有し、業務を分担しつつも互いに連携・補完し合い、患者の状況に的確に対応した医療を提供する」とされている[1]。看護師にとって、排便ケアは日常的に行うケアの1つである。これは、患者の自尊心にもかかわるため、患者が「排便」に対して安楽、かつ安心できるような環境を提供することが求められる。

　がん患者が抱える排便の問題は、治療期から緩和ケア期と幅広い期間にわたって生じる。また、もともとの排便習慣が影響している場合もある。患者の身体的・心理的・社会的な問題の解決に向けて、原因となる事象に着目すると同時に、その人の生活背景にも配慮することが求められるため、各専門職がもつ力を最大限に発揮し、連続性をもったかかわりが重要となる（**表6-9**）。そこで、本項では、チーム医療を進めるうえで前提となる排便に関する基礎知識（コラム「排便ケアを行う際の医師の視点」）、医師・看護師の立場からのチーム医療へのはたらきかけ、およびチームアプローチの実際について述べる。

表6-9 がん患者の排便ケアに関わる職種と具体的な役割（例）

職種	具体的な役割
医師	● 諸検査に基づいた治療方針の設定（手術療法、薬物療法など）
看護師	● 排便状況の把握 ● 看護技術の提供（服薬、浣腸、摘便など）
リハビリスタッフ	● 排便姿勢および排便動作の評価と指導 ● 筋力維持訓練 ● 嚥下評価と訓練
栄養士	● 食事内容の評価と指導 ● 便性調整のための食物などの提案
医療ソーシャルワーカー	● 療養先の紹介 ● 社会保障制度の紹介
ケアマネジャー	● ケアプランの立案と調整 ● 福祉用具の手配

Column

排便ケアを行う際の医師の視点

■一般的な排便コントロールの治療指針

便秘に対して筆者が行っている診断・治療上のポイントを列記する．以下の観点は筆者が排便障害患者を診るうえで日常診療の際に心がけていることであり，がん患者の排便障害においても共有される．

- まず，便秘症（便・ガス貯留）と腸閉塞（イレウス）とを区別する．両者の違いが治療に反映する．
    → 腸閉塞では，便秘に加えて，食欲不振，悪心・嘔吐，腹痛を伴う．
- 便秘では経口摂取を励行させるが，腸閉塞では経口摂取を控え点滴を行う．
- 開腹既往歴のある患者では，癒着性イレウスと便秘との鑑別が常に行われる．
- 特殊な病態として糞便性イレウスを知っておく．
    → 糞便性イレウスは，器質的な原因がないにもかかわらず便が下降せず，S状結腸や下行結腸に停滞する．
- 便秘に対する客観的な評価は治療指針に役立つ．
    → 腹部X線やCTによって，便やガスの存在する結腸の部位を明らかにし，腸管拡張の程度によって便の存在量を推測する．
    → 腸閉塞との鑑別には腹部X線（立位）があるが，便秘の病態評価には腹部X線（臥位）が有用である．
- 便が下行結腸に存在するときは，強制排便の対象となり，刺激性下剤の投与を検討する．
- 食事の摂取量（食物繊維）に応じて排便頻度は定まる．食事の摂取量の低下は大蠕動（胃結腸反射）を抑制し，排便間隔を延長させる．
- 便が大腸に停滞すると，腸内細菌により食物繊維が減少し，便は硬化〔ブリストル便形状スケール（→p.19）のタイプ1，2〕に向かう．
- 塩類下剤・糖類下剤・クロライドチャネル賦活剤といった下剤の定期的な服用は，普通便～軟便（ブリストル便形状スケールのタイプ4，5）に対して行う．
- 直腸内便は，排出困難や頻便・便失禁の要因とみなされるときに限り，浣腸や坐薬により排除する．

■がんに特有な排便障害

1. 便秘もしくは腸閉塞とはっきりと区別できないような中間病態が存在する

具体的には大腸がん，腹膜播種，脊椎転移，腹部照射の場合である．これらは軽症のうちは便秘の範疇に入るが，重症化するにつれて腸閉塞に移行する．大腸がんの進展は結腸狭窄から結腸閉塞に陥る．腹膜播種は小腸・結腸の蠕動障害を生じる．脊椎転移は胸腰系の交感神経亢進や仙髄の副交感神経系抑制による下行結腸遠位側の麻痺性イレウスを引き起こすことがある．腹部照射は腸管の蠕動障害を生じさせる．

2. 便秘と下痢が併存することも特徴

大腸がんに対する抗がん剤のなかでイリノテカン塩酸塩水和物（カンプト®，トポテシン®），フルオロウラシル（5-FU），セツキシマブ（アービタックス®）は下痢を引き起こし，オキサリプラチン（エルプラット®）は便秘を引き起こすとされる．抗がん剤投与中の患者には，他の便秘要因がみられる．すなわち食欲不振による食物繊維・水分摂取低下，がん性疼痛に対するモルヒネの服用，活動性の低下である．この場合，抗がん剤の副作用としての下痢とほかの要因からの便秘が併存していることがある．

3. 術後に形態学的・機能的変化がみられる

直腸がんに対する低位（超低位）前方切除術，ISR（括約筋間直腸切除術，内肛門括約筋切除術）では，術後の病態は次のようになる．直腸膨大部切除による便貯留能の低下（→頻便），内肛門括約筋の損傷（→便失禁），壁在神経叢の連続性の切断による直腸肛門反射の欠如（→便排出障害），仙髄の副交感神経（骨盤内臓神経）のS状結腸・下行結腸への上行枝の切断（→吻合部口側腸管の移送能低下），腰系の交感神経分枝（下腹神経の下腸間膜動脈に沿う）切断（→支配域腸管である下行結腸・S状結腸の運動亢進）．これらが複合した結果，一般的に便失禁や頻便が術後1年までに多くみられる．この病態は，欧米では低位前方切除後症候群（LARS）スコア[1]で評価され，便回数やガス・液状便漏れに加えて，1時間以内の排便や，便意切迫感を重視している．経時的に回復していくが，3年位で安定しても術前よりは頻

便となり，便失禁は少数例でみられる．

4. 化学療法の有害事象としての下痢

Grade 3/4（CTCAE）の発現時は，基本的には化学療法は中止し，経過をみるのがよいと考える．Grade 2では，他の有害事象を伴っているかどうかを見極めて，患者に休止・減量やその場合の効果減弱のことを説明し，選択させるのがよいと考える．

引用文献

1) Emmertsen KJ, Laurberg S：Low anterior resection syndrome score：development and validation of a symptom-based scoring system for bowel dysfunction after low anterior resection for rectal cancer. Annals of Surgery 255（5）：922-928, 2012.

（豊原 敏光）

2 排便障害をもつがん患者に対する看護師の役割

■療養上の世話と診療の補助を行いつつ，患者の理解者に

看護師の役割として，「療養上の世話」と「診療の補助」がある．患者の生活に着目し，その人らしく過ごせるように支援するとともに，的確な判断に基づいて必要となる援助を行っている．このようななかで，排便ケアにおいて看護師に求められるのは，患者の身体に起こっていることを病態生理としてアセスメントし，患者にとって快適な排便となるような援助をすることである．疾患や病状によっては解決できない場合もあるが，そうした場合でも患者の苦痛が最小限となるように症状をコントロールしたり，環境調整することが求められる．ほかのどの職種よりも患者のそばにいる看護師は，患者の理解者となりいつでも相談ができるような関係性をつくっておくことも重要である．

■チームにおけるコーディネーター

チーム医療を展開するうえで，看護職は複数の専門職を統合し安全な患者ケアを保障する責務を担っているといわれている[2]．看護としての役割を果たすことに加えて，患者を取り巻く各職種との橋渡しや患者の代弁者として解決の糸口となるような働きかけをすることも大切である．

3 入院・外来・在宅におけるシームレスなケア

在院日数の短縮化や在宅医療の推進により，複数の医療機関や施設などによる医療サービスの提供が行われるようになった．がん患者においても同様で，自施設内での完結型医療ではなく，近隣の医療従事者と連携した医療を展開しなければならない．そのため，入院〜外来〜在宅においてシームレスなケアが提供されるような工夫が求められる．地域ぐるみで排便ケアに取り組むためには，情報のあり方，そしてどこでも実施できるようなケアについての提案がポイントとなる．

■情報共有

連携するうえでどこでも情報共有は必須といえるが，多くの場合は主疾患についての経過や治療内容にとどまる傾向にある．排便が患者の日常生活において重要なこと，かつ工夫を必要とする場合には，具体的に行っていることを記載，もしくはカンファレンスなどの場面で伝達する．その際，継続先でも同様のケアができるかどうか確認するこ

とも大切である．薬剤が必要な場合，同作用のものが使用可能かを確認し，不可能な場合は代案も提示する．看護者や介護者などの援助を要することであれば，その具体的方法を示しておく．

4 がん患者の排便障害へのチームアプローチの実際

事例 1

化学療法中の下痢への対処（便性調整）
患者：60歳代，男性
病名：直腸がん（ステージⅢa）

　上記疾患に対して，低位前方切除術が施行された．術後補助化学療法として，カペシタビン療法（ゼローダ®2週投与，1週休薬）が開始となった．1クール目終了時より，排便回数の増加，ならびに便の軟化がみられたが経過観察していた．しかし，3クール目ころより下痢が1日20回以上となり便失禁も認められ，日常生活に支障をきたすようになった（CTCAE Grade 3）．

関わった職種と実践内容

■医師（外科）
　患者の排便症状の変化は抗がん剤による副作用と判断，外来診察時に排便状況や身体症状を確認し，薬剤（整腸薬，止痢薬）での排便調整を試みた．患者の症状は改善せず，電話連絡や外来受診頻度が増えた．そのため，患者と話し合い外来化学療法を中断した．薬剤調整で症状の改善を図ることを計画，1週ごとの外来通院を行ってもらい症状の変化を観察した．また，化学療法の再開ができないなか，がんについては，血液検査や画像検査を行い全身状態の評価を継続した．

■栄養士
　栄養指導の一環として，便の有形化につながる食品を紹介した．具体的には水溶性食物繊維やペクチンを含むもので，患者の嗜好を把握したうえで食品の説明を行った．

■看護師
　化学療法施行にあたり，「治療日誌」を記載してもらった．排便に関しては，1日の回数と性状しか記入していなかったため，下痢への薬剤調整の開始をきっかけに食事内容や排便時間（排便した時刻）も把握するために排便日誌をつけてもらった．外来受診時に日誌をもとに排便状況を確認，具体的な症状について問診をした．患者は外来日以外でも症状が強い場合に電話連絡してきたため，訴えの傾聴と指示に基づいた服薬指導や調整を行った．また，患者に対して，症状を把握するやり取りのなかで，治療への思いや化学療法を中断していることへの不安の有無を確認した．

外来通院中の経過

抗がん剤の服用を中止し，排便コントロールとしての薬剤調整を図ったが，症状の改善はみられなかった．そのため，腸管の炎症を疑い内視鏡検査を行ったところ，便の貯留が認められ，糞便塞栓に伴う下痢であったことが判明した．貯留便の排除を目的とした浸潤性と刺激性下剤の合剤と消化管運動調整剤への変更により，排便回数が1日1～2回に減少するとともに，便の有形化を図ることができた．

チーム医療としての効果と課題

この事例では，化学療法の開始とともに排便状態が変化した．抗がん剤の副作用として予測していなかった下痢に対して，治療，および日常生活の工夫の観点から，3つの職種が連携を図った．患者とのかかわりが外来であり，診療の合間での情報交換となった．症状コントロールを図ったものの奏効せず，もともとの便通を考慮しながらのアプローチが必要であったと痛感した．

事例 2

疼痛コントロール中に生じる便秘への工夫（姿勢）

患者：70歳代，男性
病名：肺がん，転移性骨腫瘍

　上記疾患のため，他院で化学療法や放射線治療を受けた後，在宅療養中であった．症状の進行に伴い，完全麻痺の状態となった．日常生活では全面介助が必要な状態で，ベッド上で過ごす時間が増えていた．排便においても腹部膨満感と浣腸での排便コントロールが困難となったため，在宅医から依頼があり，入院加療することとなった．

　入院前のADLについて，麻痺の進行があり日常生活動作において介助が必要な状態であった．排泄はベッド上で行っていた．排便コントロールは，患者の希望に応じて，不定期な浣腸と摘便が行われていた．

関わった職種と実践内容

■医師（外科）

排便に関わる病態生理を把握するために，直腸肛門機能検査，腸管通過時間測定，大腸内視鏡検査を施行した．排便障害の原因は肛門部の知覚鈍麻に伴う直腸内への便貯留であった．浣腸を定期的に行うことで直腸内の貯留便を排除することとした．また，成分栄養剤（エレンタール®）を服用して便量を調整し，腹部症状の軽減を図った．さらに，疼痛コントロールとして使用していたオキシコンチン®による副作用に着目し，便への影響が少ないフェントス®テープに変更した．

■看護師

行われた諸検査の結果から，定期的に浣腸が必要であることがわかった．患者は「自然な排便」を希望し，浣腸に対して抵抗を示した．そのため，不意な便失禁を避けるこ

とにもつながることを説明し，浣腸による強制排便に移行した．その際，排便記録をとることで患者の排便状況を把握，自覚症状についても問診した．定期的な浣腸により，腹部症状の消失と失禁を避けることができていることを患者とともに実感した．また，患者は，「座って便を出したい」という思いが強かった．患者にとって動くことは骨転移に起因した病的骨折のリスクにもつながる．整形外科医師に座位姿勢の是非を相談したところ，具体的な工夫としてコルセット装着が提案されたため，患者にすすめた．

■ 理学療法士

完全麻痺がある患者は全面介助を必要とした．入院時点でADL評価を行い，当初ベッド上での筋力低下予防としての訓練を行っていた．患者の「座りたい」という希望を叶えるべく，座位姿勢をとるための移乗方法について検討した．主介護者である妻の負担を最小限にするためにベッド横にポータブルトイレを設置すること，スライディングシートなどの活用を提案した．

入院中の経過と継続療養に向けての調整

入院をきっかけに，排便コントロールのための手段が変更された．患者の症状は改善し，計画的な排便へとつながった．在宅でも同様に過ごすためには，薬剤使用の継続，移乗にあたっての妻による介護，身体症状の変化に応じた新たな対処が必要であった．そのため，関わった職種それぞれが在宅療養を支援する部門宛の情報提供として，入院中の関わりと在宅での具体的な工夫案を文書で提示した．

退院後の排便状況を把握する職種は看護師であった．そのため，外来が相談窓口となった．

チーム医療としての効果と課題

この事例はがん終末期で，排便に関する症状のみではなく，身体症状が目まぐるしく変化する状況にあった．患者の主病変である，「骨転移」にまつわる疼痛管理，骨折予防を考慮しながら排便コントロールを図る必要があった．諸検査により，患者の排便に関する病態を把握し，適切と思われるコントロール法をチームとして情報共有した．

定期的にカンファレンスを行ったことで，患者の希望を情報共有するとともに各職種から挙げられたかかわりの実際や課題を把握することができた．

さらに，在宅療養に向けて，院外の職種との情報共有が必要となった．今回は文書による一方的な情報提供となったが，療養先での実際についてもフィードバックしてもらうような仕組みを構築することが求められる．

引用文献

1) 厚生労働省「チーム医療の推進について」http://www.mhlw.go.jp/shingi/2010/03/dl/s0319-9a.pdf(2016年5月15日アクセス)
2) 川島みどり：チーム医療と看護．pp.26-35，看護の科学社，2011．

（高木 良重，豊原 敏光）

索引

数字・欧文

3M™ キャビロン™ ポリマーコーティング クリーム　91
5-FU　26, 34, 35, 76
5-HT₃受容体拮抗吐薬　41
ASCO ガイドライン　37
CAS：Constipation Assessment Scale　20
covering stoma　120, 133
CTCAE ver4.0-JCOG　17, 18
diverting stoma　120, 133
D-ソルビトール　66
Ethical Dietary Fiber（イー・ディー・エフ）　158
GFO　167
Good ガード（Gガード）　157
IAD：Incontinence-Associated Dermatitis　84-86
IAD skin condition Assessment Tool　84
King's Stool Chart　22
m9　126
NK₁受容体拮抗制吐薬　43
OBD：opioid-induced bowel dysfunction　64
PAT：Perineal Assessment Tool　84, 85
PSAT：Perirectal Skin Assessment Tool　84, 85
Rome Ⅲ　21
SAT：Skin Assessment Tool　84
soiling（便が下着に付着）　11, 134
Wexner Score　21

和文

あ

アービタックス®　35
亜鉛華軟膏を使用したケア　93
アキシチニブ　42
アクチノマイシンD　35
アザシチジン　42
アザセトロン塩酸塩　43
アズノール®軟膏　78
アズレンスルホン酸ナトリウム水和物　78
アダプト消臭潤滑剤　126
アダプト皮膚保護パウダー　94
アテントSケア軟便安心パッド　78, 103, 104
アドソルビン®　53
アドリアシン®　35
アドリアマイシン　35
アトロピン硫酸塩水和物　37
アバスチン®　76
アブラキサン®　42
アプレピタント　42
アヘン　53
アヘンチンキ　53
アミティーザ®　66, 68
アラノンジー®　42
アリムタ®　35, 42
アルブミン結合パクリタキセル　42
アレクチニブ塩酸塩　42
アレセンサ®　42
アローゼン®　26, 66
アロキシ®　42, 43
暗赤色便　74

い・う・え

イダマイシン®　35
イダルビシン塩酸塩　35
一時的ストーマ　29, 118
イマチニブメシル酸塩　35
イムネース®　35
イメンド®　42, 43
イリノテカン塩酸塩水和物　26, 34, 35, 76
医療ソーシャルワーカー　152
医療費控除　150
イレウス（腸閉塞）　59
イレッサ®　35
インターフェロンベータ　35
インライタ®　42
ウイルス性疣贅　104
永久的ストーマ　29, 118
栄養補助食品　167
エクザール®　42
エチケットビュー　126
エムナイン（m9）　126
エリスロシン®　68
エリスロマイシン　68
エリブリンメシル酸塩　42
エルプラット®　34, 35, 146
エルロチニブ塩酸塩　35
エレンタール®　172
エンドキサン®　35
塩類下剤　44, 65

お

オイル系スプレー，スキントラブル防止　90, 94
オオバコ製剤　157
大村らの基準，ストーママーキング　114
オキサリプラチン　34, 35, 146
オキシコンチン®　172
オクトレオチド酢酸塩　37
オストメイトマーク　127
オピオイド系鎮痛薬（オピオイド）
──使用中の観察とアセスメント　69
──使用中の二次的障害への対処　70
──使用中の日常生活の支援　70
──使用中の便通対策　64
──導入時の観察とアセスメント　69
──に伴う便秘　25, 64
──の消化管に対する作用と臨床症状　65
──の便秘対策　64
オピオイド誘発性腸管機能障害（OBD）　64
おむつ・パッド，軟便用の　97
オリゴ糖　167
オンコビン®　42, 43
オンダンセトロン塩酸塩水和物　43

か

介護従事者によるストーマケア　151
介護保険　151
カイトリル®　43
潰瘍形成　28
外瘻　100
化学的刺激　89
化学療法中の下痢　32
　──，アセスメント　34
　──，セルフケア支援　39
　──，治療方法　37
　──，予防　37
化学療法中の便秘
　──，アセスメント　43
　──，看護のポイント　46
　──，食事の工夫　48
　──，セルフケア支援　47
　──，治療・対処方法　44
ガスコン®　53
ガスモチン®　68
括約筋間直腸切除術　133, 169
括約筋形成術　158
カドサイラ®　42
カバー，消化管ストーマの　127
カバジタキセルアセトン付加物　42
下部消化管出血　73, 74
カペシタビン　26, 34, 35, 76
カルシウム製剤　53
カロリール®　66
がん患者
　──の排便ケアに関わる職種と具体的な役割　168
　──の排便障害へのチームアプローチの実際　171
　──の便秘の原因　8
観察，排便障害のアセスメント　11
患者会　130, 152
管状瘻　100
がん治療によるストーマケアへの影響　146
がんに特有な排便障害　169

カンプト®　26, 34, 35, 76
緩和ケア領域における輸血の適応・禁忌　77
緩和ストーマ　140
　──におけるマーキング　142
　──の特徴　142
　──の問題点　143, 144
　──を造設する患者のケア　140
　──，退院後の療養生活支援　145
　──，周術期のアプローチ　143

き・く

機械的刺激　89
　──を低減する洗浄方法　92
器質性便秘　5
機能性便秘　5
急性下痢　6, 26, 32
吸着薬　53
業務用アテントSケア　軟便安心パッド　97
キロサイド®　35
グラニセトロン塩酸塩　43
クリーブランドクリニックの5原則　114, 142
クリームタイプ，スキントラブル防止　90
グリセリン浣腸　67
クリゾチニブ　42
グリベック®　35

け

経管栄養管理　165
桂枝加芍薬大黄湯　67
経腸栄養管理
　──における下痢　166
　──における便秘　166
経腸栄養剤　165
けいれん性便秘　5
ケーゲル体操　136
下血　73
　──のケア　77
下剤
　──，塩類下剤　44, 65
　──，大腸刺激性下剤　26, 44, 62, 65

　──，糖類下剤　65
下剤の調節方法　47
結腸人工肛門　29
ゲフィチニブ　35
下痢　5, 9, 26, 27, 32
　──，CTCAE ver4.0-JCOG による　18, 33
　──時の栄養管理　161
　──の疫学　83
　──の原因　9, 82
　──の対処法，ASCO ガイドラインによる　38
　──の発生頻度が高い抗がん剤　34, 35
　──を起こしやすい照射部位・方法　50
下痢を伴う瘻孔　100
　──発生時のスキンケア　102
検査，排便障害　15

こ

抗がん剤
　──に伴う便秘　25
　──に伴う下痢　26
　──による下痢の間接的な原因　34
抗コリン薬　53
黒色便　73
コスメゲン®　35
骨盤底筋体操（骨盤底筋訓練）　134, 136, 137, 159
粉状皮膚保護剤含有軟膏を用いたスキンケア　103
コホリン®　35
コロネル®　29
根治手術　27

さ

ザーコリ®　42
災害時対策，ストーマ　128
サイトテック®　68
サニーナ　78
ザノサー®　42
サリドマイド　35, 42
サレド®　35, 42

索引　175

酸化マグネシウム 26, 44, 62, 65
サンドスタチン® 37
サンファイバー 158

し

ジェブタナ® 42
弛緩性便秘 5
シクロホスファミド水和物 35
シスプラチン 26, 35
下着，消化管ストーマの 127
シタラビン 35
失禁関連皮膚炎（Incontinence-Associated Dermatitis：IAD） 84-86
—— と褥瘡の差異 85
—— の発生機序 84
ジノプロスト 68
市販用アテント　お肌も安心パッド　軟便モレも防ぐ 97
ジメチコン 53
シャンピニオンゼリーニットー 126
収斂薬 53
宿便 69
潤腸湯 67
障害者総合支援法による介護サービス 151
障害年金 150
消化管 2
—— の閉塞部位と術式の選択 61
—— の役割・運動 2
消化管ストーマ
—— 所有者の日常生活における留意点 124
—— に関する社会保障制度 148
—— の合併症 146
—— の分類 118
—— 保有者への社会保障 128
消化管ストーマ造設
—— 術後入院中のケア 118
—— 術前のケア 110
—— の対象と術式 119
消化管ストーマ閉鎖術 133
消化管閉塞 60, 69
—— に対する治療 60

消臭対策製品 126
小腸(回腸)人工肛門 29
傷病手当金 150
上部消化管出血 73, 74
褥瘡 84
食物繊維サプリメント 157, 158
食物繊維を多く含む食品 162
止痢薬 29
神経損傷 135
進行がん患者における下血 75
人工肛門 110
—— のトラブル 28
唇状瘻 100
身体障害者手帳 148
—— 交付による援護措置 129
浸透圧性下剤 26, 62, 65
浸透圧性下痢 9, 33
新レシカルボン® 67

す

水溶性食物繊維 161, 162
スーテント® 35
スキンケア，排泄物のにおいに配慮した 103
スキンテア 84
スキントラブル
—— の観察とアセスメント 82
—— の予防ケア 89
—— の発生時のケア 89
スチバーガ® 35
ストーマ　→消化管ストーマを見よ
ストーマ壊死 146
ストーマ外来 130
ストーマケア
——, 介護従事者による 151
—— への影響，がん治療による 146
ストーマケアに使用する粉状皮膚保護剤 94
ストーマサバイバーへの支援 131
ストーマ静脈瘤 146
ストーマ脱出 28
ストーマ旁ヘルニア 146
ストーマリハビリテーション 130

ストレプトゾシン 42
スニチニブリンゴ酸塩 35
スプリセル® 35

せ・そ

セキューラ PO 91
セツキシマブ 35
ゼリージュースイサゴール 158
ゼローダ® 26, 34, 35, 76
セロトーン® 43
セロトニン 5-HT$_3$ 受容体拮抗制吐薬 41
鮮紅色便 74
仙骨神経刺激法 29, 159
洗浄剤の選択，下痢・便失禁 92
洗浄水の選択，下痢・便失禁 92
洗浄方法，スキントラブル時の 90
センナ 26, 44, 66, 67
センノシド 26, 44, 62, 66, 67
早期合併症，ストーマ 146
装具
—— ，入浴時に用いる 124
—— 選択のポイント 120
—— の扱い 128
装具交換 121, 122
双孔式ストーマ 119, 142
相談窓口，ストーマの社会保障制度 152
ソフティ保護オイル 78, 91
ゾフラン® 43
ソラフェニブトシル酸塩 35
ゾリンザ® 35, 42

た行

タール便 74
大黄甘草湯 67
タイケルブ® 35
大建中湯 67
大腸刺激性下剤 26, 44, 62, 65
大腸の血管系とがんの転移経路 3
ダウノマイシン® 35
ダウノルビシン塩酸塩 35
ダカルバジン 35
タキソール® 35, 42

タキソテール® 26, 35, 42, 76
多機能トイレマーク 127
ダサチニブ水和物 35
タルセバ® 35
単孔式ストーマ 119, 142
炭酸水素ナトリウム 67
タンナルビン 53
タンニン酸アルブミン 53
遅発性下痢 26, 32
腸管運動異常性下痢 9, 33, 37
腸管粘膜障害性下痢 9, 33
腸脱出 146
腸閉塞（イレウス）に対する治療 27
直腸がん手術 28
直腸性便秘 5
直腸腟瘻 100
直腸膀胱腟瘻 100, 102
直腸膀胱瘻 100
治療日誌，化学療法 171
ティーエスワン® 26, 35
デオール消臭・除菌スプレー 126
デオール消臭潤滑剤 126
テガフール・ギメラシル・オテラシルカリウム 26, 35
テセロイキン 35
テムシロリムス 35
テモゾロミド 42
テモダール® 42
テレミンソフト 26, 67
天然ケイ酸アルミニウム 53
桃核承気湯 67
糖類下剤 65
トーリセル® 35
ドキソルビシン塩酸塩 35
ドセタキセル水和物 26, 35, 42, 76
トポテシン® 26, 34, 35, 76
トラスツズマブエムタンシン 42
トレアキシン® 42
とろっと快朝イサゴール 158

な行

内肛門括約筋切除術 133, 169
内瘻 100
ナベルビン® 42
軟便モレを防ぐシート 104

軟便用のおむつ・パッド製品 97
日常生活における情報提供 124
日本オストミー協会 131, 152
日本語版便失禁QOLスコア 87
日本語版便秘評価尺度（日本語版CAS） 20
入院・外来・在宅におけるシームレスなケア 170
入院中のストーマケアフローチャート 113
乳酸菌製剤 53
入浴時に用いる装具 124
入浴用シート 124
ニューロキニン（NK₁）受容体拮抗制吐薬 43
ネオスチグミン 68
ネクサバール® 35
ネララビン 42
粘膜皮膚接合部離開 146
ノギテカン塩酸塩 35
ノバントロン® 35

は

バイオフィードバック療法 138, 157-159
ハイカムチン® 35
排泄介助 78
排泄物と曝露対策，抗がん剤 39
排泄物のにおいに配慮したスキンケア 103
ハイドレア® 35
排便 4
―― しやすい姿勢 49
―― のツボの刺激 45
―― のプロセス 13
―― のメカニズムとその障害 2
排便ケアにおけるチーム医療の実際 168
排便障害 7
――，がんに特有な 169
―― が起こりやすいケース 135
―― に関する主な評価指標 17
―― に関する問診内容 12
―― に対する主な検査 15
―― のアセスメント 11

―― の治療 25
―― をもつがん患者に対する看護師の役割 170
排便障害専門外来 154
排便障害評価尺度 ver. 2 23
排便状態の観察 13
排便日誌 14, 171
パクリタキセル 35, 42
曝露対策，排泄物の 39
播種性病変 58
―― がある場合の便通対策 62
撥水作用のあるケア用品 91
パニツムマブ 35
ハラヴェン® 42
バリケアパウダー 94
ハルトマン手術 120
パロノセトロン塩酸塩 42, 43
晩期合併症，ストーマ 146
パンテノール 68
パントール® 68

ひ・ふ

ビオフェルミン® 53
ピコスルファートナトリウム水和物 26, 44, 62, 66, 67
ビサコジル 26, 66, 67
ビスマス製剤 53
ビダーザ® 42
ヒドロキシカルバミド 35
ビノレルビン酒石酸塩 42
ビフィズス菌 53
皮膚障害 28
ビンクリスチン硫酸塩 42, 43
ビンデシン硫酸塩 42
ビンブラスチン硫酸塩 42
フィジカルアセスメント 82
フィルデシン® 42
フエロン® 35
フェントス®テープ 172
腹会陰式直腸切断術 120
腹腔鏡下直腸固定術 158
腹水 59
―― に対する治療 62
腹帯，消化管ストーマの 127
腹部・腰部の温罨法 45

腹部のフィジカルアセスメント 82
腹部マッサージ 45
腹膜播種 58, 59
ブスコパン® 37, 53
ブチルスコポラミン臭化物 37, 53
不溶性食物繊維 161, 162
ブラバパウダー 94
ブリストル便形状スケール 19
ブリプラチン® 26, 35
プリンペラン® 68
フルオロウラシル 26, 34, 35, 76
プルゼニド® 26, 62, 66
フルダラ® 35, 42
フルダラビンリン酸エステル 35, 42
プロイメンド® 42, 43
プロケアーパウダー 94, 103, 106
分泌性下痢 9, 33

へ

ベクティビックス® 35
ベバシズマブ 76
ペメトレキセドナトリウム水和物 35, 42
ペリスティーンアナルプラグ 95, 96, 157
ベルケイド® 35, 42
ヘルスアセスメント 82
便意を感じてから排便するまでのプロセス 13
便失禁 10
　——, CTCAE ver4.0-JCOG による 19
　—— に対するスキンケア 157
　—— に対する直腸肛門機能検査 156
　—— による QOL への影響 87
　—— の疫学 83
　—— の原因 10, 82
便失禁管理装具 95
　—— を使用したケア 96
便失禁を伴う瘻孔 100
　—— 発生時のスキンケア 102
便性に影響する食品 125

ベンダムスチン塩酸塩 42
ペントスタチン 35
便の軟化が始まった場合に用いられる薬物 53
便の拭き方 90
便秘 5, 7, 26
　——, CTCAE ver4.0-JCOG による 18, 44
　—— 時の栄養管理 161
　—— の原因 7
　—— を起こしやすい薬剤 41, 42
　—— に効果的な食品 48
便秘評価尺度 20

ほ

放射線性腸炎 50, 104
　——, 早期障害 50
　——, 晩期障害 50
放射線治療
　—— における排便ケア 50
放射線治療に伴う下痢 27
　—— による二次的障害の予防と対処 54
　—— の看護のポイント 54
　—— のセルフケア支援 54
　—— の治療・対処方法 52
放射線皮膚炎 55
放射線誘発大腸がん 50
防水テープ 124
ホスアプレピタントメグルミン 42
ポマリスト® 42
ポマリドミド 42
ポリカルボフィルカルシウム 29, 157
ポリノスタット 35, 42
ポリフル® 29
ボルテゾミブ 35, 42

ま行・や行

マーキング 113-115
マイトマイシン 35
マイトマイシン C 35
マイルズ手術 120
マグミット® 66

マグラックス® 66
麻子仁丸 67
末梢作動型ナロキソン 68
慢性下痢 6
ミソプロストール 68
ミトンキサントロン塩酸塩 35
メトクロプラミド 68
メトトレキサート 35
メソトレキセート® 35
モサプリドクエン酸塩水和物 68
モニラック® 66
問診, 排便障害のアセスメント 11
有害事象共通用語規準 v4.0 日本語訳 JCOG 版 (CTCAE ver4.0-JCOG) 17, 18, 33, 44
輸血, 下血時の対応 76, 77
予防ケア, スキントラブルの 89
予防ケア用品, スキントラブルの 90

ら行・わ行

ラキソベロン® 26, 62, 66
ラクツロース 66
ラクトミン製剤 53
ラックビー® 53
ラパチニブトシル酸塩水和物 35
ランダ® 26, 35
リモイスクレンズ 103
リモイスバリア 91, 103, 106
硫酸アトロピン 37
ルビプロストン 66, 68
レゴラフェニブ 35
レナリドミド水和物 42
レブラミド® 42
レンバチニブメシル酸塩 42
レンビマ® 42
瘻孔 100
　—— がある場合のスキンケア 100
ロペミン® 37, 53
ロペラミド塩酸塩 37, 53
ワセリン 78
ワンタキソテール® 42, 76